U0247116

中国科学技术出版社
·北京·

图书在版编目（CIP）数据

酪氨酸激酶抑制剂相关不良反应诊治手册 / 贾立群，王锡山主编 . —
北京：中国科学技术出版社，2023.6
ISBN 978-7-5236-0114-3

Ⅰ . ①酪⋯ Ⅱ . ①贾⋯ ②王⋯ Ⅲ . ①免疫抑制剂—药物副作用—手册
Ⅳ . ① R979.5-62

中国国家版本馆 CIP 数据核字 (2023) 第 045560 号

策划编辑	靳　婷　焦健姿
责任编辑	靳　婷
文字编辑	方金林
装帧设计	佳木水轩
责任印制	徐　飞

出　　版	中国科学技术出版社
发　　行	中国科学技术出版社有限公司发行部
地　　址	北京市海淀区中关村南大街 16 号
邮　　编	100081
发行电话	010-62173865
传　　真	010-62179148
网　　址	http://www.cspbooks.com.cn

开　　本	880mm×1230mm　1/32
字　　数	60 千字
印　　张	3
版　　次	2023 年 6 月第 1 版
印　　次	2023 年 6 月第 1 次印刷
印　　刷	北京盛通印刷股份有限公司
书　　号	ISBN 978-7-5236-0114-3/R·3040
定　　价	68.00 元

编著者名单

主　　编　贾立群　王锡山

副 主 编　安广宇　曹邦伟　杨国旺

编　　者　（以姓氏笔画为序）

　　　　　　于　丹　王　婧　刘　青　孙　红　李小江

　　　　　　李春岩　杨佩颖　吴　煜　张　彤　念家云

　　　　　　娄彦妮　崔慧娟　薛　冬

学术秘书　娄彦妮

内容提要

酪氨酸激酶抑制剂（TKI）类药物是临床常用的抗癌分子靶向药，但随着 TKI 类药物的广泛应用，其所致皮肤不良反应、高血压等问题成为临床肿瘤专家的关注重点。为此，主编汇聚了国内十余位中西医肿瘤专家，针对 TKI 类靶向药不良反应的中西医认识、诊断及分级标准、治疗方法等进行了广泛探讨，并整理编撰成书。书中所述以循证为依据，以疗效为重点，同时突出中西医结合特点，以期解决 TKI 类药物不良反应治疗的困境，为广大肿瘤临床医师提供防治措施，进而提高对肿瘤患者的全程管理水平。

前　言

　　肿瘤分子靶向药物的应用显著提高了恶性肿瘤的疗效，其中酪氨酸激酶抑制剂类药物是目前临床最常用的抗癌分子靶向药，广泛应用于肺癌、乳腺癌、肠癌等恶性肿瘤的各线治疗中。同时，TKI 类药物所致皮肤不良反应、高血压等一系列并发症成为肿瘤临床的疑难病症，受到肿瘤临床专家的关注，而中医药对此情况的治疗取得了很好的疗效，并在临床工作中形成共识，值得推广应用。

　　本书于 2022 年初启动编写，邀请了国内知名中西医肿瘤专家，针对 TKI 类药物不良反应的西医和中医认识、诊断和分级标准、治疗方法，进行了整理和编写工作，其内容突出中西医诊治结合，以循证为依据，以疗效为重点，以期解决 TKI 类药物不良反应治疗的困境，为广大肿瘤临床医师提供防治措施，进而提高对肿瘤患者的全程管理水平。本书仅为抛砖引玉，随着 TKI 类药物的应用，对其不良反应的防治水平将不断提高，我们会及时更新，也恳请各位同道批评指正。

　　本书在编写工作中得到了拜耳公司医学部的大力支持，在此一并表示感谢。

中日友好医院　贾立群

目　录

第1章　TKI相关手足皮肤反应

手足皮肤反应（hand-foot skin reaction，HFSR）是一种由酪氨酸激酶抑制剂（tyrosine kinase inhibitor，TKI）类药物引起的手足皮肤部位的不良反应，对患者日常活动造成限制，甚至使患者生活难以自理，进而干扰抗肿瘤治疗和疗效。HFSR的特点包括红斑，有或无水疱，手掌足底角化过度，同时感觉异常或迟钝，多出现在手足弯曲、负重或受压部位，亚裔发生率更高。目前西医治疗以对症为主，包括积极的生活护理、润肤、冷敷、使用激素等。中医将其归属为"痹证、毒疮"范畴，药毒损伤气血，客于经络，发而为病。

一、发生率

HFSR发生率随着诱导药物的不同而有所差异，瑞戈非尼的总体发生率为34%～61%，其中3级HFSR发生率为9%～20%。胃间质瘤中HFSR发生率为60%，而在结直肠癌中只有47%。舒尼替尼的HFSR总体发生率约19%，而3级发生率约6%。此外，呋喹替尼的手足皮肤反应的总体发生率为49.3%，其中3～4级为10.8%。

二、发生机制

1. 西医认识

目前 HFSR 的发生机制尚不明确，相关研究显示血管生成因子受体和血小板源性生长因子受体双重抑制肿瘤血管生成，干扰周皮细胞介导的内皮细胞存活，同时，这些抑制导致内皮及血管修复组织的破坏，使得局部组织的破坏恶化。此外，它们导致了伤口修复的缺陷可能也是其发生机制之一。另外，索拉非尼可使一种有机阴离子大量聚集于角化细胞，导致角化细胞死亡及角化异常。

2. 中医认识

HFSR 属于中医"痹证、毒疮"范畴。《素问·五脏生成》曰："血凝于肤者为痹。"本病发在手足，病性本虚标实，病机为经络瘀阻。《灵枢·百病始生》云："壮人无积，虚者有之。"肿瘤患者脏腑气血阴阳失调，正气已虚，经脉失养，再加靶向药物多具辛热之性，药毒损伤气血，客于经络，入里化热，流注手足肌肤，故出现皮肤红肿、红斑、血疱甚至溃烂，伴疼痛，形成热毒内蕴等病症。

三、临床表现和分级标准

1. 临床表现

HFSR 的临床表现在不同 TKI 中基本相同，患者服用 TKI 后的 1～6 周内，手足掌会有异常感觉，如刺痛、灼痛、触痛及痛阈下降。之后将会经历 3 个阶段（图 1-1）：①炎症阶段，表现为界限明显的红斑、水疱，伴疼痛；②角化阶段，特点是病变处过度角化，尤其是发生在经常受压的部位；③恢复阶段，药物中断或减量后 1～2 周，皮损处会很快痊愈。手足皮肤反应常在用药的早期就出现，在起始治疗的前 3 周，HFSR 的严重程度常可以预示是否会出现重度表现。

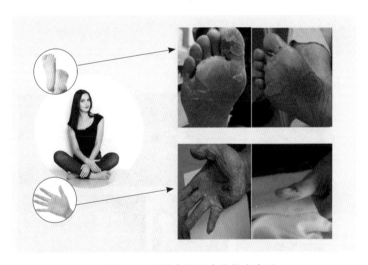

▲ 图 1-1　手足皮肤反应的临床表现

2. 诊断和分级标准

目前应用较广的分级标准为美国国家癌症研究所（National Cancer Institute，NCI）制订的常见不良反应事件评价标准（Common Terminology Criteria for Adverse Events，CTCAE）5.0 版本，见表 1-1 和图 1-2。

表 1-1　TKI 相关手足皮肤反应的分级

分　级	症　状	对日常活动的影响
1 级（轻度）	轻微，可察觉的皮肤变化或皮炎类症状，如红斑、水疱、焦化等，但无疼痛感	日常活动未受影响
2 级（中度）	皮肤变化明显，出现脱皮、水疱、出血、水肿、角化过度等，伴随疼痛	日常家务、工作活动有所受限
3 级（重度）	皮肤变化严重，疼痛感明显	日常活动困难

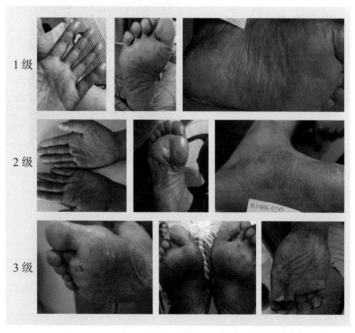

▲ 图 1-2　TKI 相关手足皮肤反应的分级表现

应用针对局部进行改良的HFSR患者生活质量量表（HF-QoL）评估患者生活质量（表1-2），不但可了解患者病情，亦起到提醒患者自查自纠的作用。

表1-2 手足皮肤反应患者生活质量量表

您的皮肤反应引起以下情况的频率	完全不	很少	有时	经常	总是
1. 避免可引起出汗的剧烈体力活动	0	1	2	3	4
2. 做繁重的家务活有困难	0	1	2	3	4
3. 行走速度低于平时	0	1	2	3	4
4. 上下楼有困难	0	1	2	3	4
5. 举起或携带重物（如1袋杂货）有困难	0	1	2	3	4
6. 使用手指（如系上衬衫的纽扣或拾起物品）有困难	0	1	2	3	4
7. 在家里或者工作上完成的事情比您希望的少	0	1	2	3	4
8. 用餐具进食或者从玻璃杯喝东西有困难	0	1	2	3	4
9. 洗澡或清洁自己有困难	0	1	2	3	4
10. 需要穿不同于往常的衣服或鞋子	0	1	2	3	4
11. 需全天或大部分时间保持坐下或躺着的状态	0	1	2	3	4
12. 在社交活动中感觉不如平时舒服	0	1	2	3	4
13. 感觉与他人隔绝	0	1	2	3	4

（续表）

您的皮肤反应引起以下情况的频率	完全不	很少	有时	经常	总是
14. 您的社交活动减少	0	1	2	3	4
15. 缺乏克服困难的信心	0	1	2	3	4
16. 被平时不能困扰您的事情所困扰	0	1	2	3	4
17. 无助	0	1	2	3	4
18. 沮丧和悲伤	0	1	2	3	4

四、西医治疗

良好的日常护理有助于缓解 HFSR 的症状，降低对生活的影响，尤其是要避免挤压、保持皮肤清洁。

1. TKI 服药前

检查手足，尽量预先去除手足已有的胼胝。开始 TKI 服药后，前 2 个疗程每周检查 1 次，之后每 2 周检查 1 次。

尽可能做到以下内容：①穿戴宽松的鞋袜和手套；②鞋子加用软垫以减少摩擦；③保持患处接触物的清洁、透气清爽；④局部涂抹保湿润肤霜、芦荟胶等；⑤常用淡盐水泡脚，结束后用干毛巾擦净；⑥户外使用遮阳伞、帽子、口罩类避光物品。

避免发生以下情况：①长时间站立和运动；②反复揉搓、抓挠患处；③使用含酒精、肥皂的用品；④手撕脱皮的皮肤。

治疗轻度 HFSR 的药物多为非处方药，在医生或专业药师的建议下，患者可在社区药店购买；但应及时随诊。发生 1 级 HFSR 时，应避免机械压力、鞋袜过紧、温度过高，给予冷敷或冷浴，局部使用尿素软膏等外用制剂。发生 2 级 HFSR 时，化疗药物需延时给药，直至恢复至 1 级或 0 级，以后考虑减量或使用地塞米松等。发生 3 级 HFSR 时，化疗药物也应延时给药，直至恢复至 1 级或 0 级，以后减量 25%，同时应用 2 级 HFSR 所采用的防治措施。

2. CTCAE 1 级手足皮肤反应的治疗方式

无须调整 TKI 既有治疗方案。使用角质松解剂，如 10%～40% 尿素或 5%～10% 水杨酸，可缓解角质化。使用局部镇痛药，如利多卡因凝胶，可缓解疼痛。控制皮肤渗出性感染，如高锰酸钾等防腐溶液。使用皮肤营养补充剂，如维生素 B_6。

3. CTCAE 2 级手足皮肤反应的治疗方式

医生与患者可商议减少 TKI 剂量或暂时停药。对红斑区域加用 0.05% 丙酸氯倍他索软膏，每天涂抹 2 次。可酌情给予非甾体抗炎药、阿片类镇痛药。结合日常生活方面的护理，若治疗 2 周后无改善甚至加重，则按 3 级皮肤反应治疗。

4. CTCAE 3 级手足皮肤反应的治疗方式

暂时停用 TKI，通常最少停药 7 天，最多 28 天，直至手足皮肤反应恢复至 1 级或 0 级，然后可低剂量继续使用 TKI。多次发生重度手足皮肤不良反应者，需考虑永久停药。

五、中医治疗

证候：主症局部以红、肿、热、痛为特征，舌苔薄黄，脉数。

治法：清热凉血，解毒生肌。

主要中药：①金银花，性寒，味甘，入肺经、心经、胃经，清热解毒，抗炎，补虚疗风；②苦参，性寒，味苦，入心经、肝经、胃经、大肠经和膀胱经，清热燥湿，利尿；③鸡血藤，性温，味苦、微甘，入肝经，行血，补血；④红花，性温，味辛，归心经、肝经、活血通经，散瘀止痛；⑤野菊花，性微寒，苦、辛，入肺经、肝经，清热解毒。

内服常用方药：仙方活命饮加减。

外治常用方药：处方一为大黄 20g，牡丹皮 20g，紫草 10g，马齿苋 20g，苦参 20g。处方二为金黄散，包括大黄 25g，黄柏 25g，姜黄 25g，苍术 10g，厚朴 10g，陈皮 10g，甘草 10g，白芷 10g，天花粉 10g，忍冬藤 25g，络石藤 25g。有水疱者，加苦参 20g，明矾 6g；有瘙痒、脱皮者，加白鲜皮 15g，防己 15g；有皲裂者，加白芍 30g，白及 20g。

泡洗方：金银花 20g，牡丹皮 20g，鸡血藤 20g，马齿苋 20g，川芎 20g，西红花 1g，每天 2 次，每次 30 分钟，

40℃泡洗皮损部位。

涂搽方：片仔癀，由田七、麝香、牛黄、蛇胆等药材组成，磨粉外用。

外敷方：紫草 90g，玄参 15g，牡丹皮 15g，鸡血藤 15g，虎杖 15g 等，制作成药蜡外敷。

参考文献

[1] 胡洁, 林丽珠, 骆肖群, 等 . EGFR-TKI 不良反应管理专家共识 [J]. 中国肺癌杂志 , 2019, 22(2): 57–81.

[2] 郭晔, 梁军, 吕静, 等 . 碘难治性分化型甲状腺癌靶向药物不良反应管理专家共识 (2018 年版) [J]. 中国癌症杂志 , 2018, 28(7): 545–553.

[3] 王刚, 项蕾红, 袁瑛, 等 . 抗 EGFR 单抗治疗相关皮肤不良反应临床处理专家共识 [J]. 实用肿瘤杂志 , 2021, 36(3): 195–201.

[4] 中国临床肿瘤学会抗肿瘤药物安全管理专家委员会, 中国临床肿瘤学会肿瘤支持与康复治疗专家委员会 . 抗肿瘤治疗引起急性口腔黏膜炎的诊断和防治专家共识 [J]. 临床肿瘤学杂志 , 2021, 26(5): 449–459.

[5] 中国医师协会外科医师分会胃肠道间质瘤诊疗专业委员会 . 酪氨酸激酶抑制剂治疗胃肠间质瘤不良反应及处理共识 [J]. 中华胃肠外科杂志 , 2019(9): 801–806.

[6] 王碧芸, 葛睿, 江泽飞, 等 . 乳腺癌靶向人表皮生长因子受体 2 酪氨酸激酶抑制剂不良反应管理共识 [J]. 中华肿瘤杂志 , 2020, 42(10): 798–806.

[7] 马婷婷, 吴琼, 欧阳静, 等 . 中国癌症症状管理实践指南——口腔黏膜炎 [J]. 护士进修杂志 , 2020, 35(20): 1871–1878.

[8] 叶定伟, 郭军, 施国海, 等 . 中国晚期肾癌靶向治疗不良反应管理专家共识 (2015 年版) [J]. 中国癌症杂志 , 2015, 25(8): 561–565.

[9] 中国拉帕替尼不良反应管理共识专家组 . 拉帕替尼不良反应管理共识 [J]. 癌症进展 , 2019, 17(22): 2605–2611.

[10] Reed M, Rosales AS, Chioda MD, et al. Consensus recommendations for

management and counseling of adverse events associated with lorlatinib: a guide for healthcare practitioners [J]. Adv Ther, 2020, 37(6): 3019–3030.

[11] Califano R, Tariq N, Compton S, et al. Expert consensus on the management of adverse events from EGFR tyrosine kinase inhibitors in the UK [J]. Drugs, 2015, 75(12): 1335–1348.

[12] Lasica M, Tam CS. Management of ibrutinib toxicities: a practical guide [J]. Curr Hematol Malig Rep, 2020, 15(3): 177–186.

[13] Leader A, Benyamini N, Gafter-Gvili A, et al. Effect of adherence-enhancing interventions on adherence to tyrosine kinase inhibitor treatment in chronic myeloid leukemia (take-it): a quasi-experimental pre-post intervention multicenter pilot study [J]. Clin Lymphoma Myeloma Leuk, 2018, 18(11): e449–e461.

[14] Enokida T, Tahara M. Management of VEGFR-targeted TKI for thyroid cancer [J]. Cancers (Basel) , 2021, 13(21): 5536.

[15] Rimassa L, Danesi R, Pressiani T, et al. Management of adverse events associated with tyrosine kinase inhibitors: Improving outcomes for patients with hepatocellular carcinoma [J]. Cancer Treat Rev, 2019, 77: 20–28.

[16] Cabanillas ME, Takahashi S. Managing the adverse events associated with lenvatinib therapy in radioiodine-refractory differentiated thyroid cancer [J]. Semin Oncol, 2019, 46(1): 57–64.

[17] Chrisoulidou A, Mandanas S, Margaritidou E, et al. Treatment compliance and severe adverse events limit the use of tyrosine kinase inhibitors in refractory thyroid cancer [J]. Onco Targets Ther, 2015, 8: 2435–2442.

[18] Clark SE, Marcum ZA, Radich JP, et al. Predictors of tyrosine kinase inhibitor adherence trajectories in patients with newly diagnosed chronic myeloid leukemia [J]. J Oncol Pharm Pract, 2021, 27(8): 1842–1852.

[19] Kekäle M, Peltoniemi M, Airaksinen M. Patient-reported adverse drug reactions and their influence on adherence and quality of life of chronic myeloid leukemia patients on per oral tyrosine kinase inhibitor treatment [J]. Patient Prefer Adherence, 2015, 9: 1733–1740.

[20] Rini BI, Atkins MB, Choueiri TK, et al. Time to resolution of axitinib-related adverse events after treatment interruption in patients with advanced renal cell carcinoma [J]. Clin Genitourin Cancer, 2021, 19(5): e306–e312.

[21] Malagola M, Iurlo A, Abruzzese E, et al. Molecular response and quality of life in chronic myeloid leukemia patients treated with intermittent TKIs: First interim analysis of OPTkIMA study [J]. Cancer Med, 2021, 10(5): 1726–1737.

[22] Bauer S, Comer H, Ramsey B, et al. Management of adverse events associated with tyrosine kinase inhibitor use in adult patients with chronic myeloid leukemia in chronic phase: an advanced practice perspective [J]. J Adv Pract Oncol, 2021, 12(5): 521–533.

[23] Dowling M, Hunter A, Biesty L, et al. Driving and disabling factors of noncurative oral chemotherapy adherence: a qualitative evidence synthesis [J]. Oncol Nurs Forum, 2019, 46(1): 16–28.

[24] Xie L, Xu J, Guo W, et al. Management of apatinib-related adverse events in patients with advanced osteosarcoma from four prospective trials: chinese sarcoma study group experience [J]. Front Oncol, 2021, 11: 69686.

[25] Mizuno T, Sakai T, Tanabe K, et al. Visualization of kinase inhibition-related adverse events using the japanese adverse drug event report database [J]. Drugs Real World Outcomes, 2021, 8(2): 197–206.

[26] Cortes JE, Apperley JF, DeAngelo DJ, et al. Management of adverse events associated with bosutinib treatment of chronic-phase chronic myeloid leukemia: expert panel review [J]. J Hematol Oncol, 2018, 11(1): 143.

[27] Crothers G. Development of a quality measures tool for the utilization of tyrosine kinase inhibitors in non-small cell lung cancer: An integrated specialty pharmacy initiative [J]. J Oncol Pharm Pract, 2020, 26(6): 1441–1451.

[28] Pilotte AP. Current management of patients with gastrointestinal stromal tumor receiving the multitargeted tyrosine kinase inhibitor sunitinib [J]. Curr Med Res Opin, 2015, 31(7): 1363–1376.

[29] Isabelle Solassol, Frédéric Pinguet, Quantin X. FDA- and EMA-approved tyrosine kinase inhibitors in advanced egfr-mutated non-small cell lung cancer: safety, tolerability, plasma concentration monitoring, and management [J]. Biomolecules, 2019, 9(11): 668.

[30] Mouillet G, Fritzsch J, Paget-Bailys S, et al. Health-related quality of life assessment for patients with advanced or metastatic renal cell carcinoma treated with a tyrosine kinase inhibitor using electronic patientreported outcomes in daily clinical practice (QUANARIE trial): study protocol [J]. Health Qual Life Outcomes, 2019, 17(1): 25.

[31] Zahra Moradpour, Leila Barghi. Novel approaches for efficient delivery of tyrosine kinase inhibitors [J]. Drug Saf, 2019, 42(2): 181–198.

[32] Leader A, Benyamini N, Gafter-Gvili A, et al. Effect of adherence-enhancing interventions on adherence to tyrosine kinase inhibitor treatment in chronic myeloid leukemia (take-it): a quasi-experimental pre-post intervention multicenter pilot study [J]. Clin Lymphoma Myeloma Leuk, 2018, 18(11): e449–e461.

[33] Kekäle M, Söderlund T, Koskenvesa P, et al. Impact of tailored patient education on adherence of patients with chronic myeloid leukaemia to tyrosine kinase inhibitors: a randomized multicentre intervention study [J]. J Adv Nurs, 2016, 72(9): 2196–2206.

[34] Lundholm MD, Charnogursky GA. Dasatinib-induced hypoglycemia in a patient with acute lymphoblastic leukemia [J]. Clin Case Rep, 2020, 8(7): 1238–1240.

[35] Carretero-González A, Salamanca Santamaría J, Castellano D, et al. Three case reports: Temporal association between tyrosine-kinase inhibitor-induced hepatitis and immune checkpoint inhibitors in renal cell carcinoma [J]. Medicine (Baltimore) , 2019, 98(47): e18098.

[36] 薛洪范, 刘德兰, 王圣芳, 等. 消化道肿瘤患者口服抗肿瘤药物依从性及其影响因素分析 [J]. 社区医学杂志, 2019, 17(5): 287–289.

[37] 何宝英, 陈丽琼, 陈根梅. 微信教育改善癌症患者疼痛强度及服药依从性的效果 [J]. 国际护理学杂志, 2020(9): 1717–1720.

[38] 吴通, 孔天东, 张彦华, 等. 临床药师对非小细胞肺癌患者门诊口服靶向药物的患者教育及不良反应管理 [J]. 中南药学, 2021, 19(4):

776–780.

[39] 李雁铭 , 赵志刚 . 基于循证的伊布替尼不良反应及药学监护 [J]. 中国
药物警戒 , 2022(7): 19.

[40] 侯杰 , 赵亚宁 , 闫晓红 , 等 . 核心告知前移对晚期恶性肿瘤患者抗肿
瘤治疗依从性的影响 [J]. 临床医学研究与实践 , 2018, 3(24): 30–31.

[41] Pilotte AP. Current management of patients with gastrointestinal stromal
tumor receiving the multitargeted tyrosine kinase inhibitor sunitinib [J].
Curr Med Res Opin, 2015, 31(7): 1363–1376.

[42] 刘霞 , 俞娟 , 高瑞珍 , 等 . 金银花联合生肌膏预防晚期肝癌患者服
用索拉非尼致手足皮肤反应效果评价 [J]. 护理实践与研究 , 2016,
13(13): 149–151.

[43] 毛一鸣 , 郝利平 , 郭慧君 , 等 . 中医外治法治疗抗血管生成药物相关
手足皮肤反应研究进展 [J]. 实用中医药杂志 , 2020, 36(1): 132–133.

[44] 彭艳梅 , 崔慧娟 . 阿帕替尼相关手足皮肤反应表现和治疗研究进展
[J]. 中国肿瘤临床 , 2019, 46(18): 962–964.

[45] 于然 , 娄彦妮 , 贾立群 . 手足皮肤反应患者生活质量量表汉化及信效
度分析 [J]. 中国中西医结合皮肤性病学杂志 , 2020, 19(2): 142–144.

[46] 施展 , 金志超 , 花宝金 , 等 . 非小细胞肺癌表皮生长因子受体酪氨
酸激酶抑制剂不良反应的中医辨治 [J]. 北京中医药 , 2018, 37(12):
1119–1121.

[47] 陈慧湄 , 陈良良 . 辨治表皮生长因子受体酪氨酸激酶抑制剂不良反
应经验介绍 [J]. 新中医 , 2019, 51(5): 339–341.

[48] 邓博 , 贾立群 , 邓超 , 等 . 中医药防治分子靶向治疗药物相关不良反
应的研究进展 [J]. 中华中医药学刊 , 2018, 36(7): 1580–1583.

[49] 贾立群 , 贾英杰 , 陈冬梅 , 等 . 手足综合征中医辨证分型及治法方药
专家共识 [J]. 中医杂志 , 2022, 63(6): 595–600.

第 2 章　TKI 相关皮肤不良反应

　　肿瘤分子靶向药物的应用使恶性肿瘤的疗效显著提高，其中酪氨酸激酶抑制剂类药物是目前临床应用最为广泛的抗肿瘤分子靶向药物，被应用于肺癌、乳腺癌、肠癌、头颈癌等恶性肿瘤的各线治疗中。皮肤不良反应是 TKI 相关不良反应中较为常见的一类。在表皮生长因子受体 – 酪氨酸激酶抑制剂（epidermal growth factor receptor-tyrosine kinase inhibitors，EGFR-TKI）、间变性淋巴瘤激酶 – 酪氨酸激酶抑制剂（anaplastic lymphoma kinase-tyrosine kinase inhibitors，ALK-TKI）、表皮生长因子受体 2– 酪氨酸激酶抑制剂（human epidermal growth factor receptor-2-tyrosine kinase inhibitors，HER-2 TKI）等 TKI 药物的使用中，均可观察到皮肤不良反应，其中以 EGFR-TKI 最为常见。患者常表现出皮疹、皮肤干燥、甲沟炎、毛发变化和黏膜炎等皮肤不良反应。在使用 EGFR-TKI 的患者中，痤疮样皮疹的发生率可高达 47%～100%（3/4 级为 1%～10%），皮肤干燥的发生率为 70.9%。西医认为，其发生与药物对角质化细胞、炎症因子的作用有关，治疗以对症治疗为主，皮疹常予抗生素或激素治疗、局部保湿处理等。中医将皮疹归属于"药毒疹"范畴，认为其与肿瘤患者素体亏虚复受药毒侵犯有关，治疗以清热解毒、祛风利湿止痒为大法。后期 TKI 相关的皮肤干燥属中医"风燥证"范畴，治疗上当以祛风润燥为先，加以养血活血。

一、发生率

痤疮样皮疹是最常见的 EGFR-TKI 相关皮肤不良反应。不同 EGFR-TKI 类药物的皮疹发生率有所不同，第二代 EGFR-TKI 阿法替尼的皮疹发生率相对较高，可达 78%；第一代 TKI 厄洛替尼相关的皮疹发生率次之，约为 75%；第三代 TKI 奥希替尼的皮疹发生率为 34%～75%。其余 TKI 的皮疹发生率大致类似，吉非替尼相关皮疹的发生率为 25%～33%，埃克替尼为 39.5%。

在 HER-2 TKI 中，吡咯替尼的皮疹发生率为 4.6%～14.8%，拉帕替尼的皮疹发生率为 22%～54.9%。

在多靶点 TKI 中，伊马替尼的皮疹发生率为 33.9%，瘙痒发生率为 7.3%。瑞戈非尼皮肤毒性主要表现在手足皮肤反应，总体发生率为 61%，3 级手足皮肤反应发生率为 20%。

二、发生机制

1. 西医认识

在 TKI 皮肤不良反应中，EGFR-TKI 的皮疹、瘙痒、干燥最为常见，通常被认为是由于表皮生长因子受体（epidermal growth factor receptor，EGFR）在皮肤中的表达通路受到干扰抑制。EGFR 在肿瘤细胞过度表达，同时广泛分布于正常的哺乳动物上皮细胞表面，除造血系统的细胞外，几乎所有组织中都有 EGFR 的表达。表皮生长因子（epidermal growth factor，EGF）在表皮细胞的增殖分化中起着重要的作用，包括刺激表皮细胞生长、抑制其分化、保护细胞抵抗紫外线相关损伤、抑制炎症、加速创面愈合等。患者应用 EGFR-TKI 类药物后，肿瘤细胞的 EGFR 被抑制而停止生长，同时皮肤细胞的 EGFR 也被抑制，由此导致皮肤不良反应发生。

在正常的皮肤组织中，磷酸化 EGFR 高表达于基底层、基底上层、外毛根鞘，而这些部位是增殖的和未分化的角质形成细胞分布较多的区域。目前认为，皮肤的角质形成细胞是介导 EGFR-TKI 皮肤不良反应发生的主要靶点。除此以外，还有研究显示 EGFR-TKI 的应用会损害皮肤抗菌肽等抑菌分子的表达，使皮肤屏障功能减弱，增加继发感染可能性。在应用 EGFR-TKI 类药物的后期，患者表皮分化及屏障相关分子的表达受到影响，皮脂腺分泌油脂减少，导致皮肤干燥，并随着用药时间的延长而加重、长期存在。

2. 中医认识

TKI 相关皮疹属于中医"药毒疹"的范畴，其表现与"肺风粉刺"相似。《医宗金鉴》指出："肺风粉刺，此证由肺经血热而成。每发于面鼻，起碎疙瘩，形如黍屑，色赤肿痛，破出白粉汁。"《外科大成·诸疮痛痒》中记载："诸疮痛痒，皆属于火。又云，风盛则痒，盖为风者，火之标也。"《诸病源候论》中记载："面疮者，谓面上有风热气生疮，头如米大，亦如谷大，白色者是。"由此可见，TKI 相关皮疹与"风""热"关系密切。张誉华等认为，药疹为药毒伤肺，卫表失固，风热之邪乘虚从皮毛侵入，犯及上焦肺卫，肺卫受遏，风热药毒合邪郁闭腠理，不得泄越而致。许民宇认为，药疹是因先天禀赋不足，脾失健运，加之复受药毒之邪，毒邪入于营血，外侵肌肤腠理，内传经络脏腑而引发。崔慧娟等对 43 例使用 EGFR-TKI 类药物治疗并出现皮肤不良反应的肺腺癌患者进行研究，发现其导致的痤疮样皮疹符合风热证、湿热证的特点，认为 EGFR-TKI 类药物属"风邪""热邪"之毒，患者服用 EGFR-TKI 相当于感受风热之邪，热邪犯肺，外合皮毛而成痤疮，若素有湿邪内阻，则出现湿热蕴肺的表现，皮疹呈脓疱样。由此可见，TKI 相关皮疹与肿瘤患者素体亏虚复受药毒侵犯有关，"风""湿""热"是主要的致病因素。

TKI 相关皮肤不良反应在后期主要表现为干燥，属于中医"燥证"范畴。《儒门事亲·卷七·燥形》中指出："燥分四种，燥于外则皮肤皱揭；燥于中则精血枯涸；燥于上则咽鼻焦干；燥于下则便溺结闭。"具体表现为皮肤干燥、脱屑，伴有大便干结，口鼻眼干涩，舌红绛，无苔或少苔，脉细等，兼具内燥、外燥、上燥、下燥的表现。

三、临床表现和分级标准

1. 临床表现

TKI 相关皮疹主要见于 EGFR-TKI 类药物，多表现为丘疹脓疱样皮疹，又称痤疮样皮疹（图 2-1 和图 2-2），好发于皮脂腺分布密集的区域，如头面部、颈部、前胸、后背等处，其临床表现与寻常型痤疮相似，但与寻常型痤疮不同的是，常伴有明显的皮肤瘙痒、疼痛，并且与药物的剂量呈正相关性。TKI 相关皮疹的表现有一定的时间规律：中位发生时间为服药后 1～2 周，在服药 3～4 周时达到高峰。其发展过程随用药时间的增加呈现以下特点：0～1 周，皮肤红斑、水肿伴感觉障碍；1～3 周，丘疹脓疱样皮疹形

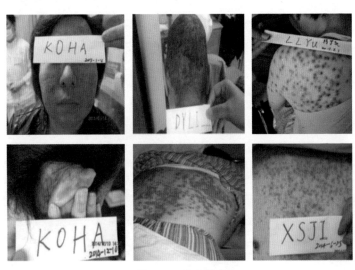

▲ 图 2-1　痤疮样皮疹

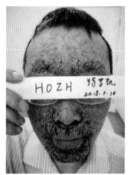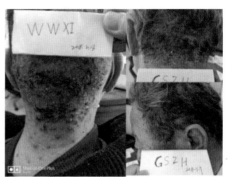

▲ 图 2-2　脓疱样丘疹

成；3～5 周，皮疹结痂；5～8 周，皮肤红斑，形成毛细血管扩张症。

　　在应用 TKI 的后期，皮疹逐渐向皮肤干燥变化，主要发生在一些油脂缺乏部位，如四肢部位、腹部、臀部等，表现为皮肤鳞屑甚至剥脱，红斑和皮肤暗沉或色素沉着，并伴有毛孔细小、皮肤菲薄等（图 2-3），或可伴有不同程度的瘙痒。

2. 诊断和分级标准

　　TKI 相关皮肤不良反应的诊断需要综合考虑患者的 TKI 类药物服用史，以及相关的临床症状，同时应当排除具有类似症状的其他相关疾病。

　　目前应用较广的皮肤不良反应分级标准为美国国家癌症研究所制订的常见不良反应事件评价标准 5.0 版本（表 2-1 和表 2-2）。

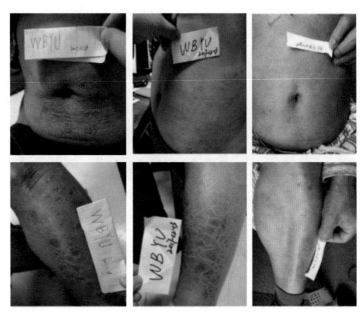

▲ 图 2-3 皮肤干燥

表 2-1 痤疮样皮疹分级

分 级	临床表现
1 级	• 丘疹和（或）脓疱覆盖<10% 体表面积，伴或不伴瘙痒和触痛
2 级	• 丘疹和（或）脓疱覆盖 10%～30% 体表面积，伴或不伴瘙痒和触痛；伴心理影响；日常生活中工具使用受限 • 丘疹和（或）脓疱覆盖>30% 体表面积，伴或不伴轻度症状
3 级	• 丘疹和（或）脓疱覆盖>30% 体表面积伴中度或重度症状；生活自理受限；伴局部超感染，需要局部抗生素治疗

（续表）

分　级	临床表现
4 级	• 威胁生命；丘疹和（或）脓疱累及任意体表范围，伴或不伴瘙痒或触痛，与广泛超感染有关，需要静脉抗生素治疗
5 级	• 死亡

表 2-2　皮肤干燥分级

分　级	临床表现
1 级	覆盖<10% 体表面积，不伴相关的红斑或瘙痒
2 级	覆盖 10%～30% 体表面积，伴相关的红斑或瘙痒；影响借助于工具的日常生活活动
3 级	覆盖>30% 体表面积，伴瘙痒；影响自理性日常生活活动

四、西医治疗

1. 皮疹

2020 年欧洲肿瘤医学学会（European Society for Medical Oncology，ESMO）抗肿瘤药物皮肤毒性预防和管理指南推荐了靶向药物相关痤疮样皮疹的分级治疗措施（表 2-3）。

2. 皮肤干燥

TKI 相关皮肤干燥的治疗可以参照美国纽约 Memorial Sloan Kettering 癌症中心在 2019 年发布的诊疗指南（表

表 2-3　痤疮样皮疹分级治疗

分级 [a]	治　疗
1~2 级	① 继续使用当前剂量药物并监测皮疹严重程度的变化 ② 继续或开始：口服抗生素 6 周（多西环素 100mg，每天 2 次；或米诺环素 50mg，每天 2 次；或土霉素 500mg，每天 2 次），以及局部外用弱 / 中效类固醇 ③ 2 周后重新评估（由医疗保健专业人员或患者自我报告），如果反应恶化或没有改善，继续下一步
≥3 级或无法耐受的 2 级	① 中断当前药物，直到皮疹痊愈或降为 1 级；如果怀疑感染，获取细菌 / 病毒 / 真菌培养物，并根据敏感性给予抗生素至少 14 天 ② 继续或开始：口服抗生素 6 周（多西环素 100mg，每天 2 次；或米诺环素 50mg，每天 2 次；或土霉素 500mg，每天 2 次），以及局部外用弱 / 中效类固醇。全身性皮质类固醇（如泼尼松 0.5~1mg/kg，连续 7 天）± 低剂量异维 A 酸 [b]（20~30mg/d） ③ 2 周后重新评估，如果反应恶化或没有改善，可能需要按照研究方案规定中止用药

a. 基于 NCI-CTCAE 4.0 分级标准；b. 不与四环素类药物联合使用，有脑水肿的风险，如果考虑使用异维 A 酸，应咨询皮肤科医生

2-4），或 MASCC 在 2011 年颁布的 EGFR-TKI 皮肤毒性管理指南（表 2-5）。

五、中医治疗

1. 辨证分型

遵从传统的中医理论，结合临床表现，医者认为 TKI

表 2-4　皮肤干燥治疗

分　级	治　疗
1 级	面部应用非处方药（OTC）类保湿霜或软膏，每天 2 次；躯干部应用乳酸铵软膏
2 级	面部应用 OTC 类保湿霜或软膏，每天 2 次；躯干部应用乳酸铵软膏、水杨酸或乳酸软膏或者尿素软膏，每天 2 次
3 级	面部应用 OTC 类保湿霜或软膏，每天 2 次；躯干部应用乳酸铵软膏、水杨酸或乳酸软膏或者尿素软膏，每天 2 次；应用中 / 高效类固醇乳膏，如曲安奈德乳膏、地奈德乳膏、丙酸氟替卡松乳膏、阿氯米松乳膏

表 2-5　EGFR-TKI 相关皮肤干燥治疗

分　级	治　疗
轻度 / 中度	可应用不含香料或刺激性物质的润肤霜，但不推荐应用含酒精的乳液（润肤霜等多推荐应用于四肢，面部及胸部谨慎使用）。可应用含有尿素等的润肤剂；对有鳞的区域使用去角质制剂，如乳酸铵软膏或尿素软膏或水杨酸软膏等，但不推荐应用维生素 A 软膏或过氧苯甲酰软膏（去角质剂仅适用于皮肤完整的部位，因为在被侵蚀或红斑的皮肤上使用时可能会出现刺痛或灼伤）
重度	应用中 / 高效类固醇乳膏，如曲安奈德乳膏、丙酸氟替卡松乳膏、阿氯米松乳膏等

EGFR-TKI. 表皮生长因子受体 – 酪氨酸激酶抑制剂

类药物导致的皮肤不良反应随着用药时间的累积，具有一定的分期规律，初期表现为风热证，中期表现为湿热证，后期表现为阴虚血燥证。不同证型具体表现如下。

(1) 风热证：皮疹以针头至粟米大小淡红色丘疹为主，分布于颜面、鼻唇、颈项、胸背周围，此起彼伏，瘙痒明显，微触痛，自觉干燥，皮色红或不变，面色潮红，口干，舌红苔薄黄，脉浮数。

(2) 湿热证：皮疹以脓疱性痤疮样疹为主，或见于局部，或见于全身，皮疹色红，疼痛较风热证更明显，或抓之易破，糜烂渗液，皮红，口臭，溲黄便秘，舌红苔黄腻，脉洪数或滑数。

(3) 阴虚血燥证：皮疹稀疏，皮肤干燥，皮肤菲薄，有紧绷感，瘙痒，脱屑，皮色淡红，伴疲乏、口干，或牙龈肿痛，舌红苔少（图 2-4），脉细数或沉细。

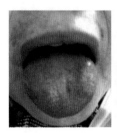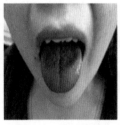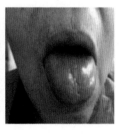

▲ 图 2-4　阴虚血燥舌象

2. 治疗

(1) 止痒平肤液：崔慧娟教授总结出了针对 EGFR-TKI 风热证、湿热证的经验方"止痒平肤液"，并经临床、基础验证了其有效性及安全性。止痒平肤液由黄芩、苦参、马齿苋、白鲜皮组成，全方配伍，共奏清热解毒、燥湿消肿之效。使用时，水煎浓缩后外用于皮疹处，每天 2 次，用后清水洗净。风热证时患者症状较轻，可单独应用止痒平肤液。湿热证患者皮疹呈现出脓疱样改变，继发感染的风险较大，建议急性期在应用止痒平肤液的基础上加用西医标准治疗，待症状稍有缓解，再行止痒平肤液维持、巩固疗效。

(2) 消风散：陈舒怡等应用《外科正宗》经方消风散治疗吉非替尼相关皮疹，用药为当归、生地黄、防风、蝉蜕、知母、苦参、胡麻、荆芥、苍术、牛蒡子、石膏、甘草、木通。风热型加金银花、薄荷、连翘；湿热型加滑石、黄芩、泽泻。试验组有效率为 86.6%，对照组为 63.3%，两组比较有显著性差异（$P < 0.05$）。

(3) 银翘散：石闻光等将银翘散用于治疗吉非替尼相关皮疹，药用金银花、连翘、竹叶、荆芥、豆豉、薄荷、桔梗、生甘草、芦根、生地黄、牡丹皮、大青叶、玄参。试验组的皮疹治疗总有效率高达 100.0%，而对照组总有效率为 80.0%。

(4) 滋燥养荣汤：对于以皮肤干燥为主要表现的阴虚血燥型，崔慧娟教授主要使用"滋燥养荣汤"。滋燥养荣汤全方由当归、生地黄、熟地黄、白芍、黄芩、秦艽、防风、丹参、红景天、白鲜皮等组成。全方以养血为先，合"治风先治血，血行则风自灭"之意，诸药相合，共奏滋阴养血、润燥止痒之效。

(5) 马应龙麝香痔疮膏：由于 EGFR 也在黏膜处表达，

因此患者也常出现鼻黏膜炎，表现为鼻翼红肿疼痛，鼻黏膜内充血、脓疱，甚至出血、结痂，临床上常应用马应龙麝香痔疮膏，疗效显著，能有效缓解患者症状。

参考文献

[1] Huang L, Jiang S, Shi Y. Tyrosine kinase inhibitors for solid tumors in the past 20 years (2001–2020) [J]. J Hematol Oncol, 2020, 13(1): 143.

[2] Tischer B, Huber R, Kraemer M, et al. Dermatologic events from EGFR inhibitors: the issue of the missing patient voice [J]. Support Care Cancer, 2017, 25(2): 651–660.

[3] 鲁星好，刘喆，张予辉，等. 基于真实世界数据的 EGFRIs 治疗相关皮肤干燥不良反应的流行病学调查 [J]. 现代肿瘤医学, 2021, 29(20): 3644–3648.

[4] Vincent A Miller, Vera Hirsh, Jacques Cadranel, et al. Afatinib versus placebo for patients with advanced, metastatic non-small-cell lung cancer after failure of erlotinib, gefitinib, or both, and one or two lines of chemotherapy (LUX-Lung 1): a phase 2b/3 randomised trial [J]. Lancet Oncol, 2012, 13(5): 528–538.

[5] Shepherd FA, Rodrigues Pereira J, Ciuleanu T, et al. Erlotinib in previously treated non-small-cell lung cancer [J]. N Engl J Med, 2005, 353(2): 123–132.

[6] Greig SL. Osimertinib: first global approval [J]. Drugs, 2016, 76(2): 263–273.

[7] Sullivan I, Planchard D. Osimertinib in the treatment of patients with epidermal growth factor receptor T790M mutation-positive metastatic non-small cell lung cancer: clinical trial evidence and experience [J]. Therapeutic Advances In Respiratory Disease, 2016, 10(6): 549–565.

[8] Mok TS, Wu YL, Thongprasert S, et al. Gefitinib or carboplatin-paclitaxel in pulmonary adenocarcinoma [J]. N Engl J Med, 2009, 361(10): 947–957.

[9] Shi Y, Zhang L, Liu X, et al. Icotinib versus gefitinib in previously treated advanced non-small-cell lung cancer (ICOGEN): a randomised, double-blind phase 3 non-inferiority trial [J]. Lancet Oncol, 2013, 14(10): 953–961.

[10] 王碧芸, 葛睿, 江泽飞, 等. 乳腺癌靶向人表皮生长因子受体 2 酪氨酸激酶抑制剂不良反应管理共识 [J]. 中华肿瘤杂志, 2020, 42(10): 798–806.

[11] Brazzelli V, Grasso V, Borroni G. Imatinib, dasatinib and nilotinib: a review of adverse cutaneous reactions with emphasis on our clinical experience [J]. J Eur Acad Dermatol Venereol, 2013, 27(12): 1471–1480.

[12] Belum VR, Wu S, Lacouture ME. Risk of hand-foot skin reaction with the novel multikinase inhibitor regorafenib: a meta-analysis [J]. Invest New Drugs, 2013, 31(4): 1078–1086.

[13] 黄烽如, 刘连科, 钱依, 等. 酪氨酸激酶抑制剂的不良反应 [J]. 药学与临床研究, 2019, 27(2): 108–112.

[14] Candi E, Schmidt R, Melino G. The cornified envelope: A model of cell death in the skin [J]. Nature Rev Mol Cell Biol, 2005, 6(4): 328–340.

[15] Fuchs E, Raghavan S. Getting under the skin of epidermal morphogenesis [J]. Nature Rev Genet, 2002, 3(3): 199–209.

[16] Nanney L, Stoscheck C, King L, et al. Immunolocalization of epidermal growth factor receptors in normal developing human skin [J]. J Invest Derma-tol, 1990, 94(6): 742–748.

[17] Lichtenberger BM, Gerber PA, Holcmann M, et al. Epidermal EGFR controls cutaneous host defense and prevents inflammation [J]. Sci Transl Med, 2013, 5(199): 199ra111.

[18] 张誉华, 秦子舒, 杨婕, 等. 靶向药物相关皮肤不良反应的中西医防治 [J]. 现代中医临床, 2018, 25(6): 52–56.

[19] 许民宇. 自拟 "皮疹汤" 治疗 EGFR-TKIs 所致药皮疹 34 例临床观察 [J]. 中医临床研究, 2019, 11(33): 66–68.

[20] 张心悦, 彭艳梅, 徐央波, 等. 肺腺癌患者应用表皮生长因子抑制剂治疗后皮肤不良反应的中医证候特点 [J]. 中医杂志, 2015, 56(16): 1401–1405.

[21] Califano R, Tariq N, Compton S, et al. Expert consensus on the management of adverse events from EGFR tyrosine kinase inhibitors in the UK [J]. Drugs, 2015, 75(12): 1335–1348.

[22] Braden RL, Anadkat MJ. EGFR inhibitor-induced skin reactions: differentiating acneiform rash from superimposed bacterial infections [J]. Support Care Cancer, 2016, 24(9): 3943–3950.

[23] Lacouture ME, Anadkat MJ, Bensadoun RJ, et al. Clinical practice guidelines for the prevention and treatment of EGFR inhibitor-associated dermatologic toxicities [J]. Support Care Cancer, 2011, 19(8): 1079–1095.

[24] 张学军. 皮肤性病学 [M]. 8 版. 北京：人民卫生出版社, 2014.

[25] NIH, NCI. Common Terminology Criteria for Adverse Events (CTCAE) version 5.0[EB/OL].（2017–11–27）[2022–10–20]. https://ctep. cancer. gov/protocoldevelopment/electronic_applications/ctc. htm#ctc_50.

[26] Lacouture ME, Sibaud V, Gerber PA, et al. Prevention and management of dermatological toxicities related to anticancer agents: esmo clinical practice guidelines [J]. Ann Onco，2021, 32(2): 157–170.

[27] Chen AP, Setser A, Anadkat MJ, et al. Grading dermatologic adverse events of cancer treatments: the Common Terminology Criteria for Adverse Events Version 4. 0 [J]. J Am Acad Dermatol, 2012, 67(5): 1025–1039.

[28] Lacouture ME, Anadkat MJ, Bensadoun RJ, et al. Clinical practice guidelines for the prevention and treatment of EGFR inhibitor-associated dermatologic toxicities [J]. Support Care Cancer, 2011, 19(8): 1079–1095.

[29] 王红岩, 邹超, 崔慧娟, 等. 外用清热利湿中药治疗表皮生长因子受体拮抗剂相关皮疹 120 例临床研究 [J]. 北京中医药大学学报（中医临床版）, 2013, 20(4): 14–17.

[30] 彭艳梅, 崔慧娟, 刘喆, 等. 止痒平肤液治疗表皮生长因子受体抑制剂相关皮肤不良反应的临床观察 [J]. 中国中西医结合杂志, 2017, 37(2): 149–154.

[31] 崔慧娟, 王红岩, 白彦萍, 等. 中药方剂"止痒平肤液"治疗表皮生长因子受体拮抗剂相关皮疹 20 例疗效观察 [J]. 中日友好医院学报，

2012, 26(2): 97–98, 102.

[32] 王红岩 , 邹超 , 崔慧娟 , 等 . 止痒平肤液治疗表皮生长因子受体拮抗剂相关皮肤不良反应的疗效观察 [J]. 中国中西医结合杂志 , 2015, 35(7): 820–822.

[33] 陈舒怡 , 欧阳学农 , 林少琴 , 等 . 消风散治疗吉非替尼引起痤疮样皮疹 30 例 [J]. 福建中医药 , 2016, 47(6): 59–60.

[34] 石闻光 , 周雍明 , 何莉莎 , 等 . 银翘散加减治疗吉非替尼引起的皮疹临床研究 [J]. 中医学报 , 2014, 29(7): 954–955.

[35] 张旭 , 崔慧娟 .“滋燥养荣汤”治疗靶向药导致的皮肤干燥初探 [J]. 中日友好医院学报 , 2019, 33(4): 249, 251, 265.

第3章 TKI 相关口腔黏膜炎

　　口腔黏膜炎（oral mucositis，OM）是 TKI 最为常见的不良反应之一，临床上通常表现为口腔黏膜红斑、水肿和糜烂，甚至点状或片状溃疡，多伴有疼痛、口干、灼烧感、味觉改变等症状，令患者疼痛难忍，进食困难。不同类型 TKI 类药物相关 OM 的发生率明显不同，以第二代 EGFR-TKI 更为多见，为 25%～72%。现代医学对其发生机制尚未明确。OM 可能与药物治疗的作用机制相关，属中医"口疮、口糜、药毒"范畴，发生机制与感受火毒之邪，耗伤阴液，三焦气化失司，内生火、热诸邪及病理产物相关，可结合三焦和脏腑进行辨证论治。

一、发生率

　　不同类型 TKI 类药物导致的 OM 发生率存在明显差异，其引起的 OM 常在用药后第 13～19 天出现。目前数据显示，第一代 EGFR-TKI 吉非替尼、厄洛替尼的 OM 发生率为 6%～24%；第二代 EGFR-TKI 药物的 OM 发生率明显高于第一代和第三代，为 25%～72%，阿法替尼发生率高于达克替尼；第三代 EGFR-TKI 药物奥希替尼的 OM 发生率为25%。ALK-TKI克唑替尼的OM发生率为14%。抗血管生成TKI药物索拉非尼的OM发生率为7%～15%，仑伐替尼为25%，瑞戈非尼为27%。BCR-ABL类药物伊马替尼的OM发生率为2.9%。

二、发生机制

1. 西医认识

TKI药物治疗后口腔黏膜炎的发生机制目前尚未明确，可能与药物治疗的作用机制相关。EGFR-TKI导致OM的机制可能是通过干扰正常上皮细胞的代谢及组织修复引发的。研究表明，表皮生长因子对于维护口腔黏膜屏障功能具有重要作用，而EGF通过EGFR发挥作用，当信号通路受阻时，会导致黏膜上皮细胞的增殖和分化受到抑制。也有研究发现，EGF和EGFR的表达降低与口腔黏膜炎的发生密切相关。此外，抗血管生成TKI则可能通过干扰部分正常上皮的血管生成引发口腔黏膜炎。

2. 中医认识

口腔溃疡属中医"口疮、口糜"范畴，TKI药物治疗后口腔黏膜炎被认为是一种"药毒"。明代薛己《口齿类要·口疮》中记载："口疮，上焦实热，中焦虚寒，下焦阴火，各经传变所致，当分别而治之。"由此可见，口疮病位关乎心、脾、肾。据此，李东玲等运用三焦辨证理论来探讨其病因病机，认为其根本病机为气阴亏虚在内，火毒燔灼于外，气机郁滞不畅，可辨证为上焦火毒型、中焦湿热型、下焦火衰型、虚火上炎型。林胜友教授认为，恶性肿瘤靶向治疗后出现口腔溃疡的主要病机为脾胃虚弱，中焦气机升降失司而致阴火上炎，其病机与李东垣"阴火论"有相通之处。林丽珠认为，EGFR-TKI引起的口疮根本病机多为心脾积热或虚火上炎。结合以上医家的经验，从而推论TKI相关口腔黏膜炎的发生机制与感受火毒之邪，耗伤阴液，三焦气化失司，内生火、热诸邪及病理产物相关，病位与心、脾、肾三脏密切相关，病性虚证为主，兼有实证，或虚实夹杂。

三、临床表现和分级标准

1. 临床症状

患者口腔黏膜出现红斑、水肿、糜烂，进一步形成点状、片状溃疡，可波及上下唇、双颊、舌、口底黏膜；黏膜溃疡表面覆盖伪膜，渗血，引起疼痛、吞咽困难、味觉异常等。常见的口腔黏膜溃疡表现包括以下几种（图3-1）。

(1) 阿弗他样口腔溃疡：常出现在非角化黏膜，如颊部、唇部、软腭、口底等部位，表现为形状规则的圆形或椭圆形溃疡病损，直径在几毫米左右，周缘充血，中央凹陷，疼痛。

(2) 多形性红斑：在口腔内表现为弥漫性不规则糜烂，表面常覆盖厚血痂及伪膜，皮肤可出现典型的靶形红斑。

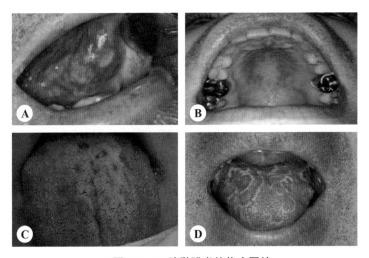

▲ 图 3-1　口腔黏膜炎的临床图片

A. 阿弗他样口腔溃疡；B. 硬腭典型的蓝 / 灰色色素沉着；C. 舌背的苔藓样反应；D. 地图舌

(3) 口腔黏膜苔藓样反应和色素沉着：主要表现为口腔黏膜白色树枝状条纹或白色斑块，以及黏膜色素过度沉着。

(4) 口干症：多种靶向药物均可引起口干症，表现为口腔干燥，但唾液腺功能无明显异常。

(5) 口腔感觉异常：靶向药物引起的感觉异常可能为烧灼感、麻木感和其他感觉的改变，口腔检查无阳性体征。

(6) 地图舌：表现为舌背局限性丝状乳头萎缩，周缘丝状乳头增生，形成白色条带状边缘。

2. 诊断和分级标准

TKI 类药物引起的 OM 诊断通常基于病史和临床检查，在治疗期间即可进行诊断和分级。有些药物相关性 OM 可能会延迟发生，可首发于初始剂量暴露后的数周或数月，应该注意鉴别诊断，例如要排除药物过敏性 OM、病毒性口炎等。

口腔黏膜炎分级采用 CTCAE 5.0 分级标准（表 3–1）。

表 3–1　TKI 相关口腔黏膜炎分级

分 级	症 状
1 级	无症状或轻微症状，无须干预
2 级	中度疼痛或溃疡，不影响经口进食，需调整饮食
3 级	严重疼痛，影响经口进食
4 级	危及生命，需紧急治疗
5 级	死亡

四、西医治疗

OM 的西医治疗参考中国抗癌协会肺癌专业委员会在 2019 年发表的《EGFR-TKI 不良反应管理专家共识》，进行分级管理（表 3–2）。

五、中医治疗

参考中华中医药学会脾胃病分会 2019 年发表的《消化系统常见病复发性口腔溃疡中医诊疗指南（基层医生版）》，以及中国抗癌协会肺癌专业委员会 2019 年发表的《EGFR-

表 3-2　**TKI 相关口腔黏膜炎分级管理**

分　　级	分级管理
1 级	① 如果溃疡疼痛影响进食，可在进食前使用利多卡因溶液、利多卡因凝胶或苯佐卡因糊剂涂布于溃疡处 ② 进食少渣、滑润食物，避免酸、热、辛辣食物 ③ 每天进餐后即刻口腔清洁，使用小头软毛牙刷和刺激性小的牙膏。餐后使用 4% 碳酸氢钠含漱剂或 0.12% 氯己定含漱剂，每次 10ml，含漱 3～5 分钟。之后可使用 0.1% 曲安奈德口内膏涂布于溃疡处，每天 3 次，促进愈合
2 级	在 1 级治疗的基础上 ① 如果口腔黏膜干燥，可使用人工唾液、口腔湿润凝胶，保持室内湿度适宜，保证每天水的摄入量 ② 观察口腔是否发生多重（细菌、真菌、病毒）感染 ③ 使用低能量激光照射溃疡处，每周 5 天，加速溃疡愈合
3 级	① 与经治医师沟通是否减少 EGFR-TKI 类药物的用量 ② 请临床营养师制订个性化膳食方案，摄入流食或半流食，防止呛咳 ③ 如果严重疼痛影响生活质量，可全身给予镇痛药和抗焦虑药物，如吗啡、芬太尼、多塞平 ④ 口腔真菌感染可口服制霉菌素每片 50 万 U，每次 1 片，每天 3 次，服用 7 天；或氟康唑 100～200mg/d，服用 2 周。单纯疱疹病毒感染引起的口角炎可使用阿昔洛韦乳膏每天 3 次，涂布双口角，如果口腔黏膜出现大范围病毒感染病损，可口服阿昔洛韦 200～800mg/d，每天 3 次，服用 3～5 天；或伐昔洛韦每次 500mg，每天 2 次。如果口腔黏膜炎经治疗恢复至≤ 2 级，与经治医师沟通，可重新使用 EGFR-TKI 类药物

（续表）

分　级	分级管理
4 级	① 与经治医师沟通停用 EGFR-TKI 类药物 ② 被动口腔清洁，护理人员完成口腔基础护理，每天 2～3 次 ③ 结合患者情况，可使用全身镇痛药和抗焦虑药，如吗啡、芬太尼、多虑平等 ④ 控制口腔多重感染 ⑤ 警惕因深大溃疡引起口腔黏膜、牙龈渗血并止血 ⑥ 必要时实施肠外营养治疗

TKI 不良反应管理专家共识》，结合三焦和脏腑辨证，主要分为以下几种证型。

1. 胃火炽盛证

证候：溃疡形状不规则，基底分泌物色黄，溃疡周围充血发红，口中灼热疼痛，牙龈红肿出血，口臭，口干口渴思冷饮，大便干结，小便黄赤，舌质红，舌苔黄而干，脉滑或洪数。

治法：清胃降火，通腑泄热。

方药：清胃散。胃热腑实，大便干结者，可加大黄、芒硝、枳实等以通腑泄热；胃热灼伤津液者，可合用玉女煎、竹叶石膏汤等以养阴泻热。

中成药：牛黄清胃丸。

2. 心脾积热证

证候：溃疡基底分泌物色黄，溃疡周围充血发红，溃疡局部灼热疼痛，唾液多，口干，心烦失眠，焦虑不安，大便干结或黏滞不爽，小便短赤，舌体偏胖，舌质红，苔黄或黄腻，脉滑数。

治法：清心泻脾，导热下行。

方药：导赤散合泻黄散。大便秘结者，可加大黄、芒硝通腑泄热；津伤阴虚者，可加玄参、石斛等养阴生津；心火上炎，证见心烦、失眠者，可合用黄连阿胶汤或朱砂安神丸以清心安神。

中成药：黄连上清丸，双花百合片。

3. 阴虚火旺证

证候：溃疡周围微红，反复发作，口渴不欲多饮，手足心热，盗汗，心悸、失眠，便干，舌体瘦，舌质红，苔少或薄黄，脉细数。

治法：滋阴降火，引火归元。

方药：知柏地黄丸。心阴不足者，加麦冬、五味子、丹参等以养心安神；脾阴不足者，加石斛、玉竹、沙参、葛根等以运脾生津；肝阴不足者，加白芍、当归、女贞子等以养阴柔肝；以气阴两虚为主者，可合用七味白术散。

中成药：知柏地黄丸，口炎清冲剂。

4. 寒热错杂证

证候：溃疡色淡红或淡白，反复发作，伴口干口苦，或咽痛，胃脘堵闷，知饥不食，食则腹胀，腹泻肠鸣，乏力，纳呆，舌体胖大，舌质红，舌苔黄腻或白腻，脉濡或滑。

治法：平调寒热，和解阴阳。

方药：甘草泻心汤。上热明显者，加大黄芩、黄连用量，或加入生石膏以甘寒清热；脾虚明显者，加大干姜用量，或加入茯苓、白术以健脾利湿；湿热较重者，加藿香、佩兰、黄柏、薏苡仁以清热化湿等。

5. 脾虚阴火证

证候：溃疡经久难愈，分泌物不多，充血不明显，常伴腹胀，纳呆，大便溏稀，倦怠乏力，气短自汗，诸症活动劳累后加重，舌质淡或淡红，苔薄白，脉沉细弱。

治法：温补脾胃，升阳散火。

方药：补中益气汤。腹胀、纳呆者，可合用香砂六君子以健脾消痞；大便秘结者，改炒白术为生白术，加肉苁蓉以润肠通便；舌苔白腻者，可加藿香、佩兰以增强化湿之力；脾虚与阴火俱甚者，可选用补脾胃泻阴火升阳汤。

中成药：补中益气丸。

参考文献

[1] Vigarios E, Epstein JB, Sibaud V. Oral mucosal changes induced by anticancer targeted therapies and immune checkpoint inhibitors [J]. Support Care Cancer, 2017, 25(5): 1713–1739.

[2] Soria JC, Ohe Y, Vansteenkiste J, et al. Osimertinib in untreated egfr-mutated advanced non-small-cell lung cancer [J]. N Engl J Med, 2018, 378(2): 113–125.

[3] Sá OMS, Lopes NNF, Alves MTS, et al. Effects of glycine on collagen, PDGF, and EGF expression in model of oral mucositis [J]. Nutrients,

2018, 10(10): 1485.

[4] 李东玲 , 周京旭 . 分子靶向药物所致阿弗他样口腔溃疡的三焦辨证 [J]. 环球中医药 , 2019, 12(10): 1536–1537.

[5] 王珏 , 邵科钉 , 林胜友 . 林胜友教授从 "阴火论" 论治恶性肿瘤靶向治疗后口腔溃疡的经验 [J]. 浙江中医药大学学报 , 2019, 43(6): 584–586, 590.

[6] 林丽珠 . 中医药在 EGFR-TKIs 相关不良反应管理中的应用 [J]. 中国中西医结合杂志 , 2019, 39(2): 144–147.

[7] 肖妍荻 , 杨华梅 , 但红霞 . 抗肿瘤靶向药物相关不良反应在口腔中的表现及处理对策 [J]. 国际口腔医学杂志 , 2018, 45(2): 140–144.

[8] 胡洁 , 林丽珠 , 骆肖群 , 等 . EGFR-TKI 不良反应管理专家共识 [J]. 中国肺癌杂志 , 2019, 22(2): 57–81.

第4章 TKI相关腹泻

　　腹泻是TKI类分子靶向药物的常见不良反应，在TKI类分子靶向药物的不良反应中，腹泻的发生率排名第二，仅次于皮疹。临床中TKI类分子靶向药物均会导致不同程度的腹泻。在目前已公布的TKI类药物的Ⅲ期临床试验中，腹泻的总体发生率为9.5%～95.2%，3级及以上腹泻的发生率为0.9%～14.4%。TKI相关腹泻主要症状有排便次数增多，或稀便或水样便，常伴有腹胀、腹痛、食欲减退等，长期腹泻可导致脱水、浑身乏力、营养不良、电解质紊乱等。腹泻的发生除了会直接影响到患者的生活质量外，还可能会导致靶向治疗中断，进而降低疗效，影响患者生存。

一、发生机制

1. 西医认识

　　与传统的化疗相关性腹泻的发生机制有所不同，TKI相关腹泻的病变部位通常是小肠。小肠是拥有丰富上皮细胞的主要消化吸收器官。国内外多位学者认为，分子靶向药物相关性腹泻是由多因素共同导致的，涉及药物刺激小肠黏膜、离子转运失调、胃肠道感染、肠道菌群紊乱等多种可能机制，其中药物刺激小肠黏膜和离子转运失调两种可能机制已有相关分子机制研究。

2. 中医认识

TKI 相关腹泻属中医"泄泻"范畴，病位在肠，病机当以脾为主，与肝、肾二脏密切相关，中医辨证多属虚实夹杂。《EGFR-TKI 不良反应管理专家共识》指出，泄泻的发生与"药毒、体虚"有关，或因久病而脾胃虚弱，或因情志抑郁而肝郁乘脾，或因日久而伤肾，最终脾胃运化失常，内生湿滞，易感寒湿，而致泄泻，此为体虚之因；TKI 类药物多为攻伐之品，药性多温热，属中医"药毒"范畴，易伤脾胃而致泄泻，此为药毒之因。恶性肿瘤患者体质虚弱，脏腑亏虚，脾虚为著，因此分子靶向药物相关性腹泻的中医病因多在脾虚与湿邪。

二、诊断和分级标准

腹泻通常是指粪便含水量和大便次数异常增加，在 24 小时内排出 3 次及以上的稀松或水样大便，病程持续不超过 14 天。对在分子靶向治疗前无腹泻而治疗后出现腹泻症状者，或治疗前已有腹泻而治疗后腹泻症状显著加重者，均应考虑分子靶向药物导致腹泻的可能性。在确诊为分子靶向药物相关性腹泻之后，应先对腹泻的严重程度进行合理评估，从而为后续治疗决策提供依据。根据美国国家癌症研究所制订的常见不良反应事件评价标准 5.0 版本，可将腹泻的严重程度分为 5 级（表 4-1）。

表 4-1　TKI 相关腹泻分级

分 级	表 现
1 级	与基线相比，大便次数增加，每天 <4 次，造口排出物轻度增加
2 级	与基线相比，大便次数增加，每天 4～6 次，造口排出物中度增加，并且借助于工具的日常生活活动受限
3 级	与基线相比，大便次数增加，每天 ≥7 次，造口排出物重度增加，自理性日常生活活动受限，需要住院治疗
4 级	危及生命，需要紧急治疗
5 级	死亡

在按照上述标准进行分级的同时，也应当对下列内容进行评估：①确认出现腹泻症状的时间及持续时间；②记录排便次数及排便性状；③评估是否有发热、晕眩、痉挛等症状，排除其他严重不良反应的影响；④评估患者的饮食特点和用药依从性。

三、处理措施

TKI 相关腹泻被认为属于药物刺激性腹泻，其严重程度一般低于 3 级，多无须停药治疗。有个别靶向药物，如阿法替尼、索拉非尼等，会引起剂量依赖性腹泻，必要时可通过调整药物剂量来降低腹泻的发生率和严重程度。目前临床上尚无治疗分子靶向药物相关性腹泻的特效药物，仍在沿用以往用于治疗化疗性相关腹泻的蒙托石散、黄连素、洛哌丁胺、奥曲肽、益生菌等药物。

四、中医治疗

单纯西医治疗 TKI 相关腹泻的总体疗效一般，而中医药在防治 TKI 相关腹泻方面疗效显著，在临床上得到众多患者和医务人员的认可。

1. 内治法

(1) 人肠湿热证

证候：腹痛，腹泻，便下黏液脓血，肛门灼热，里急后重，身热，小便短赤，口干口苦，口臭，舌质红，苔黄腻，脉滑数。

治法：清热化湿，调气行血。

方药：芍药汤（《素问病机气宜保命集》）加减，选用黄连、黄芩、白头翁、木香、炒当归、炒白芍、生地榆、白术、三七粉（冲服）、生甘草。

中成药：香连丸，葛根芩连丸，肠胃康等。

(2) 脾虚湿蕴证

证候：大便溏薄，黏液白多赤少，或为白冻，腹痛隐隐，脘腹胀满，食少纳差，肢体倦怠，神疲懒言，舌质淡红，边有齿痕，苔白腻，脉细弱或细滑。

治法：健脾益气，化湿助运。

方药：参苓白术散（《太平惠民和剂局方》）加减，选用党参、茯苓、炒白术、山药、炒薏苡仁、炙黄芪、白芷、炒白芍、煨木香、黄连、地榆、三七粉（冲服）、炙甘草等。

中成药：补脾益肠丸，参苓白术丸等。

(3) 寒热错杂证

证候：下痢稀薄，夹有黏冻，反复发作，腹痛绵绵，四肢不温，腹部有灼热感，烦渴，舌质红或淡红，苔薄黄，脉弦或弦细。

治法：温中补虚，清热化湿。

方药：乌梅丸（《伤寒论》）加减，选用乌梅、黄连、黄柏、肉桂（后下）、炮姜、党参、炒当归、三七粉（冲服）、炙甘草等。

中成药：乌梅丸等。

(4) 肝郁脾虚证

证候：腹痛即泻，泻后痛减，常因情志或饮食因素诱发大便次数增多，大便稀溏，或黏液便，情绪抑郁或焦虑不安，嗳气不爽，食少腹胀，舌质淡红，苔薄白，脉弦或弦细。

治法：疏肝解郁，健脾益气。

方药：痛泻要方（《景岳全书》引刘草窗方）合四逆散（《伤寒论》）加减，选用炒陈皮、白术、白芍、防风、炒柴胡、炒枳实、党参、茯苓、三七粉（冲服）、炙甘草等。

中成药：健脾疏肝丸等。

(5) 脾肾阳虚证

证候：久泻不止，夹有白冻，甚则完谷不化，滑脱不禁，形寒肢冷，腹痛喜温喜按，腹胀，食少纳差，腰酸膝软，舌质淡胖，或有齿痕，苔薄白润，脉沉细。

治法：健脾补肾，温阳止泻。

方药：理中汤（《伤寒论》）合四神丸（《证治准绳》）加减，选用党参、干姜、炒白术、甘草、补骨脂、肉豆蔻、吴茱萸、五味子、生姜、三七粉（冲服）等。

中成药：附桂理中丸，固本益肠片等。

2. 中药外敷治疗

(1) 脓血便者

取黄连、吴茱萸、木香适量分别研末，混合均匀，装入布袋或取适量醋调后，外敷脐部，纱布固定，每次 2～3 天。

(2) 伴有腹痛者

热证：取五倍子、黄柏、吴茱萸适量分别研末，混合均匀，装入布袋或取适量醋调后，外敷脐部，纱布固定，每次 1～2 天。

寒证：取丁香、肉桂、吴茱萸适量分别研末，混合均匀，装入布袋或取适量醋调后，外敷脐部。纱布固定，每次 1～2 天。

3. 非药物治疗

(1) 针灸治疗

治法：大肠湿热、肝郁脾虚、血瘀肠络者，行气化滞，通调腑气，只针不灸，用泻法；脾胃气虚、脾肾阳虚者，健脾益肾，益气养血，针灸并用，用虚补实泻法。

处方：以大肠的俞穴、募穴、下合穴为主，如神阙、天枢、大肠俞、上巨虚。大肠湿热，加合谷、下巨虚，清利湿热；脾胃气虚，加中脘、脾俞、足三里，健脾和胃；脾肾阳虚，加脾俞、背俞、命门、关元，健脾益气，温肾固本；肝郁脾虚，加期门、太冲、脾俞、足三里，疏肝健脾。

操作：诸穴均常规针刺；神阙穴可用隔盐灸或隔姜灸；脾胃气虚，可施隔姜灸、温和灸或温针灸；脾肾阳虚，可用隔附子饼灸。根据临床具体情况，也可选用多功能艾灸仪治疗。

(2) 耳针

操作：取大肠、小肠、腹、胃、脾、神门。每次 3～5 穴，毫针浅刺；也可用王不留行杆贴压。

(3) 中医穴位埋线

操作：取脾俞、大肠俞、八髎、关元、阿是穴、天枢、足三里、阴陵泉等，每次 3～5 穴。肝脾不和，加肝俞；久病伤肾阳虚五更泻，加肾俞、命门。

(4) 隔药灸治疗技术

适用于脾胃虚弱者。

操作：取天枢（双）、气海、关元等穴，患者仰卧位，将药饼（附子 10g，肉桂 2g，丹参 3g，红花 3g，木香 2g，每只药饼含药粉 2.5g，加黄酒 3g 调成厚糊状，用药饼模具按压成直径 2.3cm，厚度 0.5cm）放在待灸穴位，点燃艾段上部后置药饼上施灸。

参考文献

[1] 李向莲，唐雪莉，李幼平，等 . EGFR-TKI 与化疗比较一线治疗晚期非小细胞肺癌有效性和安全性的系统评价 [J]. 中国循证医学杂志，2016，16(2): 191−199.

[2] 王施元，王致红，李春雨，等 . 抗肿瘤分子靶向药物相关性腹泻研究进展 [J]. 药学学报，2021, 56(12): 3377−3384.

[3] Bowen JM. Mechanisms of TKI-induced diarrhea in cancer patients [J]. Curr Opin Support Palliat Care, 2013, 7(2): 162−167.

[4] Van Sebille YZ, Gibson RJ, Wardill HR, et al. ErbB small molecule tyrosine kinase inhibitor (TKI) induced diarrhoea: chloride secretion as a mechanistic hypothesis [J]. Cancer Treat Rev, 2015, 41(7): 646−652.

[5] Kim Y, Quach A, Das S, et al. Potentiation of calcium-activated chloride secretion and barrier dysfunction may underlie EGF receptor tyrosine kinase inhibitor-induced diarrhea [J]. Physiol Rep, 2020, 8(13): e14490.

[6] Xue Y, Wang QQ. Research progress of intestinal flora and malignant tumors [J]. J Pract Oncol, 2016, 31: 9−13.

[7] Pal SK, Li SM, Wu X, et al. Stool bacteriomic profiling in patients with metastatic renal cell carcinoma receiving vascular endothelial growth factor-tyrosine kinase inhibitors [J]. Clin Cancer Res, 2015, 21(23): 5286−5293.

[8] 胡洁，林丽珠，骆肖群，等 . EGFR-TKI 不良反应管理专家共识 [J]. 中国肺癌杂志，2019, 22(2): 57−81.

[9] NIH, NCI. Common Terminology Criteria for Adverse Events (CTCAE) version 5.0 [EB/OL]. (2017−11−27) [2022−10−20]. https://ctep. cancer. gov/protocoldevelopment/electronic_applications/ctc. htm#ctc_50.

[10] Yang JC, Reguart N, Barinoff J, et al. Diarrhea associated with afatinib: an oral ErbB family blocker [J]. Expert Rev Anticancer Ther, 2013, 13(6): 729−736.

[11] Sequist LV, Yang JC, Yamamoto N, et al. Phase Ⅲ study of afatinib or cisplatin plus pemetrexed in patients with metastatic lung adenocarcinoma with EGFR mutations [J]. J Clin Oncol, 2013, 31(27): 3327–3334.

[12] Escudier B, Szczylik C, Eisen T, et al. Randomized phase Ⅲ trial of the Raf kinase and VEGFR inhibitor sorafenib (BAY 43–9006) in patients with advanced renal cell carcinoma (RCC) [J]. J Clin Oncol, 2005, 23(16_suppl): LBA4510.

[13] 闫馨文, 刘洋洋, 常秀娟, 等. 化疗相关性腹泻 [J]. 现代消化及介入诊疗, 2021, 26(4): 508–513.

第5章 TKI相关高血压

　　高血压是肿瘤患者常见的合并症，尤其是老年患者。高血压也可能是某些癌症的临床表现之一，肾癌、嗜铬细胞瘤等肿瘤本身即可出现高血压，肿瘤引起的高凝状态导致的肾血管血栓栓塞性疾病、脑卒中等也表现为高血压。在众多抗肿瘤药物中，引发高血压及相关不良反应最显著的是血管内皮细胞生长因子受体阻滞剂（epidermal growth factor receptor inhibitors，EGFRI）。其中第二代EGFRI中以血管内皮生长因子信号通路的酪氨酸激酶为靶点的酪氨酸激酶抑制剂在临床广泛使用，伴随的高血压等心血管事件不断增加，逐渐引起关注。TKI主要通过作用于血管内皮生长因子（vascular endothelial growth factor，VEGF）信号通路，破坏肿瘤血管系统来实现抗肿瘤效应。然而，TKI不仅会抑制肿瘤组织的血管生成，同时也会抑制正常组织的血管功能。临床上联合TKI类药物的化疗方案是导致新发高血压，以及血压控制良好的高血压患者出现血压波动的高危因素。中医虽无"高血压"的病名，但是历代文献对其证候表现、病因病机、演变规律、治法方药早有记载。一般认为，高血压病归属于中医"眩晕、头痛"范畴。本病的发生与肝肾阴阳失调密切相关。肝旺痰阻是高血压的基本病机，平肝潜阳、化痰息风是治疗高血压的基本法则。

一、发生率

TKI 诱导新发高血压的风险为 11%～45%，其中 2%～20% 可发生严重的高血压。几乎所有接受 TKI 治疗的患者都会出现血压波动，从初始治疗到治疗结束后 1 年均可发生高血压。一项纳入了 15351 例患者的 Meta 分析结果显示，使用 TKI 的癌症患者发生高血压的风险增加了 3.46 倍。43% 的 TKI 相关高血压患者出现收缩压≥160mmHg 和（或）舒张压≥100mmHg，并需要药物强化治疗。

研究显示，不同 TKI 诱导高血压的发生率不同。文献报道，索拉非尼、舒尼替尼、帕唑帕尼引起的高血压发生率分别为 23%、22% 和 36%，但是严重高血压发生率相似，分别为 5.7%、6.8% 和 6.5%。呋喹替尼最明显，高血压总体发生率为 55.4%，3～4 级为 21.2%。另有文献报道，仑伐替尼所导致的高血压发生率更高（68%），严重高血压的发生率也更高（42%）。然而，因为这些数据均来自随机对照临床试验的 Meta 分析，很多既往有心血管疾病或血压控制不良的患者都未能入组，所以这些发生率都可能被低估了。

二、发生机制

1. 西医认识

TKI 主要通过作用于血管内皮生长因子信号通路，破坏肿瘤血管系统来实现抗肿瘤效应，同时对正常的血管功能产生影响。目前对 TKI 相关高血压发生的机制尚不明确，推测可能与以下几个方面相关。

(1) 一氧化氮及周围血管阻力理论：一氧化氮对维持血管通透性、保证内皮存活率、舒张血管和维持血压稳定具有重要作用，VEGF 可以上调一氧化氮表达，还可使内皮源性一氧化氮合酶表达增高，而 TKI 会干扰一氧化氮代谢。一些研究提出，TKI 减少内皮的一氧化氮产生，导致血管收缩，因此增加周围血管阻力和血压。降低的一氧化氮水平促进纤溶酶原激活物抑制剂 –1（plasminogen-activator inhibitor 1，PAI-1）表达增多，导致高血压恶化。另一个可能机制是血管数目减少理论。TKI 导致小血管及毛细血管数目减少，导致周围血管阻力升高，血压升高。

(2) 肾脏损伤理论：VEGF 及 VEGFR 在肾脏中广泛表达。VEGF 在足细胞和肾小球内大量表达，VEGFR 在内皮细胞、系膜细胞和小管周围毛细血管细胞中表达。VEGF 在辅助系膜细胞和内皮细胞的增殖、分化及存活方面，以及在肾小球的结构功能方面起重要作用。在缺少 VEGF 的情况下，足细胞和内皮细胞不能成熟，不能生长增殖，最终导致血管形成不足。TKI引发的肾脏疾病表现为肾病综合征性蛋白尿，内皮细胞溶解，肾小球硬化及晶体沉积。足细胞VEGF生成减少会导致肾小球细胞减少，继而系膜溶解。上述因素最终会导致高血压。

2. 中医认识

中医本无高血压之名，但根据高血压患者临床多表现为眩晕、头痛等症状，将高血压列为中医"眩晕、头痛"范畴。历代医家认为，其多由肝风、痰火、瘀阻、阴虚等引起。其基本病机是气血阴阳失调，风、火、痰、瘀为患。

高血压的发生是遗传因素和后天环境共同作用的结果。本病的发生与肝肾阴阳失调密切相关。肾为先天之本，藏精生髓，步入中老年后，肾中阴精渐损，水不涵木，导致肝阳上亢；肝为风木之脏，体阴而用阳，若因长期精神紧张或情志抑郁，肝气郁结，郁而化火，风阳升动，上扰清空。正如《素问·至真要大论》所言："诸风掉眩，皆属于肝。"另外，饮食不节，嗜烟酗酒，肥甘厚味，伤及脾胃，运化失职，酿生痰热，随风火上扰。正是《丹溪心法·头眩》所言："无痰则不作眩，痰因火动。"因此，高血压多因风火夹痰，上扰清空所致，正如《素问·玄机原病式》所言："风火皆属阳，阳多为兼化，阳主乎动，两动相搏，则为之眩转。"本病属本虚标实证，本虚是肝肾阴虚，标实为肝火、肝阳、肝风、痰热、瘀血等。

三、临床表现和分级标准

几乎所有应用 TKI 治疗的患者均会出现不同程度的血压波动，血压随 TKI 的使用时间及剂量的变化而变化，常伴蛋白尿及肾功能损伤。在 TKI 治疗的癌症患者中，蛋白尿的发生率可达 15%～42%，严重蛋白尿（24h 尿蛋白超过 3.5g 或尿常规尿蛋白 4+ 及以上）的发生率接近 10%。因此，所有患者在治疗前、中、后阶段均需密切监测血压，最新的 ESC/ESH、ACC/AHA、中国高血压管理指南均推荐动态血压监测或家庭自测血压，以更好地反映血压水平，同时监测尿蛋白、肾功能，并评估脑血管疾病（CVD）风险。

1. 临床表现和特点

多数高血压患者无症状，有些伴有头痛头晕、头胀耳鸣、注意力不集中等症状。若血压长期升高，则可出现脑、心、肾、眼底等器质性损害和功能障碍，并出现相应的临床表现。甚至发生脑卒中、心肌梗死。急进型高血压症状明显，血压迅速升高，头痛剧烈，病情严重，发展迅速，视网膜出现病变和肾功能很快衰竭，常于数月至 1～2 年内出现严重的脑、心、肾损害。

TKI 导致的高血压是剂量依赖性的，血压的升高与剂量成正相关。TKI 引起的血压升高往往在治疗的第 1 个周期最明显，给药后的数小时到几天内就可以观察到血压的升高，收缩压升高比舒张压升高更明显。目前研究表明，既往有高血压、年龄 60 岁以上、肥胖、吸烟、高胆固醇血症、同时使用 1 种以上 TKI 等是发生高血压的危险因素。多数患者可通过药物治疗有效控制血压。TKI 相关高血压与其他主要心血管不良事件密切相关，如左心室功能障碍或心力衰竭、冠心病、QT 间期延长、血栓形成等。因此，应积极干预 TKI 诱导的高血压。另外，癌症患者的高血压管理需要兼顾抗癌治疗的有效性，权衡利弊。

2. 诊断和分级标准

肿瘤治疗相关高血压的分级与原发性高血压的分级不同。美国国家癌症研究所制订的抗癌治疗相关 CTCAE 定义了 TKI 相关高血压的分级标准，除了对血压水平的评估外，更注重化疗过程中血压的波动、血压急剧升高导致的靶器官损伤及死亡的评估，并于 2017 年更新至 CTCAE 5.0 版本（表 5-1）。

四、西医治疗

在启动抗癌治疗前应详细评估患者的血压及 CVD 风险，并进行管理。TKI 导致的高血压明显增加了心脑血管疾病的危险，也增加了蛋白尿的危险，是需要高度重视的。2012 年，美国癌症研究所心血管毒性小组发表了《关于使用 EGFRI（TKI）引起心脏毒性的管理策略》。

1. 在使用 EGFRI（TKI）前，对患者进行正式的风险评估，包括现有心血管系统疾病，以及潜在心血管并发症风险，强烈推荐进行 12 导联心电图检查。

表 5–1　**TKI 相关高血压分级**

分　级	定　义	治疗建议
1 级	收缩压为 120~139mmHg 或舒张压为 80~89mmHg	—
2 级	如果既往血压在正常范围内，治疗后收缩压为 140~159mmHg 或舒张压为 90~99mmHg；反复或持续（≥24h）症状性舒张压升高 >20mmHg 或血压 >140/90mmHg	需要单药治疗
3 级	收缩压 ≥160mmHg 或舒张压 >100mmHg	需要医学干预，需要联合多种药物治疗或进一步强化治疗
4 级	危及生命（如恶性高血压、一过性或持久性神经功能缺损、高血压危象）	需要紧急治疗

—. 表示无相关内容；1mmHg=0.133kPa

2. 密切监测患者是否出现血压升高和心脏毒性情况，尤其在治疗的第 1 个周期应当更加密切监测。

3. 对出现血压升高或早期心脏毒性症状的患者，应进行积极控制，以防止进一步出现限制 EGFRI（TKI）应用的并发症。

2018 年欧洲心脏病学会 / 欧洲高血压学会（ESC/ESH）、中国高血压指南提出对于血压处于正常高值（130~140/80~90mmHg）且合并高危 CVD 风险的患者，应考虑启动降压药物治疗。因此，癌症患者血压 ≥130/80mmHg 时，若已合并高危心血管风险因素，应立即启动降压药物；若未合并高风险因素，考虑到 TKI 应用后血压普遍升高且存在广泛的肾损伤及靶器官损害，也应启动降压药物治疗。此外，考虑到降压药物半衰期，应在 TKI 治疗前 3～7 天启动降压治疗，必要时联合用药。高血压的治疗目标主要是降低高血压相关的心脑血管并发症（脑卒中、心肌梗死、心力衰竭），让大多数患者的血压控制在 140/90mmHg 以内；而对于已有特定心血管危险因素（如糖尿病或慢性肾病）的患者，血压可能需要控制得更低。有研究发现，舒尼替尼的抗肿瘤疗效可能与其治疗过程中高血压的发生及严重程度相关，但目前并没有证据表明降压治疗会削弱舒尼替尼的抗肿瘤效果。

关于治疗 TKI 相关高血压的药物选择，目前尚没有明确的指南规定。临床上多凭经验性用药或按照原发性高血压的治疗原则用药。多数学者建议，以血管紧张素转换酶抑制剂（angiotensin converting enzyme inhibitor，ACEI）、血管紧张素 II 受体阻滞剂（angiotensin II receptor blocker，ARB）、二氢吡啶类钙通道阻滞剂（如硝苯地平、氨氯地平、非洛地平）作为 TKI 相关高血压的一线降压用药。血管紧张素转换酶抑制剂在降压的同时，可以减少 TKI 导致的蛋白尿，对于轻中度高血压是一个不错的选择。然而，在严重高血压的患者中，ACEI 降压幅度有限。钙通道阻滞剂（calcium channel blockers，CCB）降压疗效确切，在临床实践中也得到广泛应用，但要注意应选择二氢吡啶类 CCB（如氨氯地平、非洛地平等）。有研究报道，维拉帕米和地尔硫䓺等非二氢吡啶类是细胞色素氧化酶 CYP3A4 的抑制剂，可能降低 TKI 的疗效，故应避免使用非二氢吡啶类 CCB。

五、中医治疗

既往多项大规模的高血压证候流行病学研究发现，高血压的常见证型主要为肝阳上亢、阴虚阳亢、肝肾阴虚、肝风上扰、痰浊中阻、瘀血阻络等。根据 2011 年中华中医药学会发布的《高血压中医诊疗指南》，结合 TKI 相关高血压的临床特点，可将 TKI 相关高血压分为七型，即肝火上炎证、痰湿内阻证、瘀血内阻证、阴虚阳亢证、肾精不足证、气血两虚证和冲任失调证。

1. 肝火上炎证

证候：以头晕胀痛，面红目赤，烦躁易怒为主症，兼见耳鸣如潮，胁痛口苦，便秘溲黄等症，舌红，苔黄，脉弦数。

治法：清肝泻火。

方药：龙胆泻肝汤加减，选用龙胆草 6g，柴胡 12g，泽泻 12g，车前子（包煎）9g，生地黄 9g，当归 3g，栀子 9g，黄芩 9g，甘草 6g。

中成药：①泻青丸，口服，每次 1 丸，每天 3 次；②当归龙荟丸，口服，每次 20 丸，每天 1 次。

2. 痰湿内阻证

证候：以头重如裹为主症，兼见胸脘痞闷，纳呆恶心，呕吐痰涎，身重困倦，少食多寐等症，苔腻，脉滑。

治法：化痰祛湿，和胃降浊。

方药：半夏白术天麻汤加减，选用清半夏 10g，白术 15g，天麻 10g，陈皮 10g，茯苓 10g，甘草 6g，钩藤（后下）15g，珍珠母（先煎）30g，郁金 10g。

中成药：眩晕宁片，口服，每次 4～6 片，每天 3～4 次。

3. 瘀血内阻证

证候：以头痛如刺，痛有定处为主症，兼见胸闷心悸，手足麻木，夜间尤甚等症，舌质暗，脉弦涩。

治法：活血化瘀。

方药：通窍活血汤加减，选用地龙 9g，当归 9g，川芎 5g，赤芍 6g，桃仁 12g，红花 9g，白芷 9g，石菖蒲 6g，老葱 5g，全蝎 3g。

中成药：①心脉通片，口服，每次 4 片，每天 3 次；②心安宁片，口服，每次 6～8 片，每天 3 次。

4. 阴虚阳亢证

证候：以眩晕，耳鸣，腰酸膝软，五心烦热为主症，兼见头重脚轻，口燥咽干，两目干涩等症，舌红，少苔，脉细数。

治法：平肝潜阳，清火息风。

方药：天麻钩藤饮加减，选用天麻 9g，钩藤（后下）12g，石决明（先煎）18g，牛膝 12g，杜仲 9g，桑寄生 9g，黄芩 9g，栀子 9g，茯神 9g，夜交藤 9g，益母草 9g。

中成药：①清脑降压片，口服，每次 4～6 片，每天 3

次；②脑立清胶囊，口服，每次3粒，每天2次。

5. 肾精不足证

证候：以心烦不寐，耳鸣腰酸为主症，兼见心悸健忘、失眠梦遗，口干口渴等症，舌红，脉细数。

治法：滋养肝肾，益精填髓。

方药：左归丸加减，选用熟地黄24g，山萸肉12g，山药12g，龟板（先煎）12g，鹿角胶（烊化）12g，枸杞子12g，菟丝子12g，牛膝9g。

中成药：①健脑补肾丸，口服，每次15粒，每天2次；②益龄精，口服，每次10ml，每天2～3次。

6. 气血两虚证

证候：以眩晕时作，短气乏力，口干心烦为主症，兼见面白，自汗或盗汗，心悸失眠，纳呆，腹胀便溏等症，舌淡，脉细。

治法：补益气血，调养心脾。

方药：归脾汤加减，选用党参9g，白术9g，黄芪12g，当归9g，龙眼肉12g，大枣10g，茯神9g，远志6g，酸枣仁12g。

7. 冲任失调证

证候：妇女月经来潮或更年期前后出现头痛、头晕为主症，兼见心烦、失眠、胁痛、全身不适等症，血压波动，舌淡，脉弦细。

治法：调摄冲任。

方药：二仙汤加减，选用仙茅、淫羊藿、当归、巴戟天、黄柏、知母各 9g，白芍 12g，丹参、益母草各 30g，车前子（包煎）10g。

中成药：龟鹿补肾胶囊，口服，每次 2～4 粒，每天 2 次。

参考文献

[1] Milan A, Puglisi E, Ferrari L, et al. Arterial hypertension and cancer [J]. Int J Cancer, 2014, 134(10): 2269–2277.

[2] Izzedine H, Ederhy S, Goldwasser F, et al. Management of hypertension in angiogenesis inhibitortreated patients [J]. Ann Oncol, 2009, 20(5): 807–815.

[3] Faruque LI, Lin M, Battistella M, et al. Systematic review of the risk of adverse outcomes associated with vascular endothelial growth factor inhibitors for the treatment of cancer [J]. PLoS One, 2014, 9(7): e101145.

[4] Kalaitzidis RG, Elisaf MS. Uncontrolled hypertension and oncology: clinical tips [J]. Curr Vasc Pharmacol, 2017, 16(1): 23–29.

[5] 杨晓蕾, 管博, 吕海辰, 等. 抗癌药物血管内皮生长因子抑制剂相关高血压的管理策略 [J]. 中华心血管病杂志, 2021, 49(10): 957–962.

[6] Izzedine H, Escudier B, Lhomme C, et al. Kidney diseases associated with antivascular endothelial growth factor (VEGF): an 8year observational study at a single center [J]. Medicine (Baltimore) , 2014, 93(24): 333–339.

[7] Mourad JJ, des Guetz G, Debbabi H, et al. Blood pressure rise following angiogenesis inhibition by bevacizumab. A crucial role for microcirculation [J]. Ann Oncol, 2008, 19(5): 927–934.

[8] Gurevich F, Perazella MA. Renal effects of antiangiogenesis therapy: update for the internist [J]. Am J Med, 2009, 122(4): 322–328.

[9] Dobbin S, Cameron AC, Petrie MC, et al. Toxicity of cancer therapy: what the cardiologist needs to know about angiogenesis inhibitors [J]. Heart, 2018, 104(24): 1995–2002.

[10] Azizi M, Chedid A, Oudard S. Home bloodpressure monitoring in patients receiving sunitinib [J]. N Engl J Med, 2008, 358(1): 95-97.

[11] Estrada CC, Maldonado A, Mallipattu SK. Therapeutic inhibition of VEGF signaling and associated nephrotoxicities [J]. J Am Soc Nephrol, 2019, 30(2): 187-200.

[12] Launay-acher V, Aapro M, De Castro G, et al. Renal effects of molecular targeted therapies in oncology: a review by the Cancer and the Kidney International Network (C-KIN) [J]. Ann Oncol, 2015, 26(8): 1677-1684.

[13] Sorich MJ, Rowland A, Kichenadasse G, et al. Risk factors of proteinuria in renal cell carcinoma patients treated with VEGF inhibitors: a secondary analysis of pooled clinical trial data [J]. Br J Cancer, 2016, 114(12): 1313-1317.

[14] Zhu X, Wu S, Dahut WL, et al. Risks of proteinuria and hypertension with bevacizumab, an antibody against vascular endothelial growth factor: systematic review and meta-nalysis [J]. Am J Kidney Dis, 2007, 49(2): 186-193.

[15] Rizzoni D, De Ciuceis C, Porteri E, et al. Use of antihypertensive drugs in neoplastic patients [J]. High Blood Press Cardiovasc Prev, 2017, 24(2): 127-132.

[16] Steingart RM, Bakris GL, Chen HX, et al. Management of cardiac toxicity in patients receiving vascular endothelial growth factor signaling pathway inhibitors [J]. Am Heart J, 2012, 163(2): 156-163.

[17] Bair SM, Choueiri TK, Moslehi J. Cardiovascular complications associated with novel angiogenesis inhibitors: emerging evidence and evolving perspectives [J]. Trends Cardiovasc Med, 2013, 23(4): 104-113.

[18] Zamorano JL, Lancellotti P, Rodriguez Muñoz D, et al. 2016 ESC Position Paper on cancer treatments and cardiovascular toxicity developed under the auspices of the ESC Committee for Practice Guidelines: the Task Force for cancer treatments and cardiovascular toxicity of the European Society of Cardiology (ESC) [J]. Eur Heart J, 2016, 37(36): 2768-2801.

[19] Estrada CC, Maldonado A, Mallipattu SK. Therapeutic inhibition of

VEGF signaling and associated nephrotoxicities [J]. J Am Soc Nephrol, 2019, 30(2): 187–200.

[20] 张兰凤 . 高血压中医诊疗指南 [J]. 中国中医药现代远程教育 , 2011, 9(23): 108–109.

第6章 TKI相关发热

酪氨酸激酶抑制剂类药物在毒性反应谱方面具有独特性和相似性，如何做好靶向药物的不良反应管理对进一步改善肿瘤控制、延缓生命起着不容忽视的重要作用。TKI相关发热被报道和研究的患者病例较少。虽然不是常见的不良反应，但患者居家服用TKI药物期间，发热这一症状很容易被识别，易引发用药焦虑，故其也是不可忽视的不良反应之一。"TKI相关发热"属于排他性诊断，西医对其发生的机制尚不明确。中医将TKI相关发热归属于"内伤发热"范畴，总属本虚标实之证，因虚致病者，根据气血阴阳之偏损而分别予以滋阴、益气法；因实邪内郁发热者，分别予以行气、利湿、活血法。

一、发生率

不同TKI类药物的发热发生率有所不同，在表皮生长因子受体酪氨酸激酶抑制剂（epidermal growth factor receptor-tyrosine kinase inhibitors，EGFR-TKI）中，第三代TKI奥希替尼的发热不良反应发生率最高，可达3%～10%；其余TKI相关发热发生率大致类似，吉非替尼相关发热的发生率为 0.2%～6%，埃克替尼的发生率为 2%～6%。在对厄洛替尼进行的Ⅲ期临床试验中，单药运用未见明显的发热不良反应。在胰腺癌的治疗中，厄洛替尼联合吉西他滨化疗，其发热这一不良反应的发生率为 36%，CTCAE 3 级或 4 级发生率为 3%。

二、发生机制

1. 西医认识

TKI 相关发热多与中性粒细胞减少伴发。骨髓是人体主要的造血器官，包含造血细胞和造血微环境两部分。造血细胞包括造血干细胞（hematopoietic stem cell，HSC）、造血祖细胞（hematopoietic progenitor cell，HPC）及各系前体细胞等。HSC 是骨髓内自卵黄囊间叶全能细胞分化而来的最原始造血细胞，其有高度的自我更新和自我复制能力，并可进一步分化成各系 HPC。HSC 是成人各类血细胞的起源，各种造血细胞发育与成熟的过程即是造血过程。生理情况下，HSC 能保护造血系统免于不同原因所致的耗竭，与 HPC 相比，HSC 对各类细胞毒药物有更强的抵御能力。然而，HPC 自我更新能力有限，一般情况下，其分化和增生速度可满足正常造血及各种造血危机（如失血、溶血或感染）时对血细胞再生的需求。TKI 相关发热，可能由使用 TKI 类药物致 HPC 耗竭导致，但其具体机制尚不明确。

2. 中医认识

TKI 相关发热在中医当属"内伤发热"范畴，总属本虚标实之证，正气内虚是 TKI 相关发热的内在因素。《黄帝内经》曰"正气存内，邪不可干""邪之所凑，其气必虚"。正气内虚，以及靶向药物治疗戕伐正气，不断耗伤气血，正气虚损愈甚，药物发热之机愈显复杂难解。正虚为本贯彻于整个病程的始终。其虚者虽有气血阴阳不同，然尤以阴虚为主者多见。恶性肿瘤本属慢性消耗性疾病，病程日久，迁延不愈，阴液为之耗散，阴不敛阳，水不制火，正如《素问·阴阳应象大论》所谓："阳生阴长，阳杀阴藏。"

同时，张秉成在《成方便读》中提到："痞坚之处，必有伏阳。"其认为凡有气血运行不畅、湿停、积聚形成之处，皆可闭阻阳气，使阳气内伏而发热。根据病邪兼夹不同，可有气郁、湿郁、血瘀等不同证型分类和临床表现。

三、临床表现和分级标准

1. 临床症状和诊断

在临床实践中，可采用排除法来诊断 TKI 相关发热，经其他治疗仍然无效，再考虑"药物热"。经暂停药物后能有效退热，可作为"药物热"的确证。

2. 分级标准

单纯以体温对发热症状进行分级（表 6-1）。

表 6–1　TKI 相关发热分级

	体　温	备　注
低热	37.3～38℃	• 38.5℃以下时，无须应用药物缓解症状，可采取物理降温
中等发热	38.1～39℃	
高热	39.1～41℃（多见于急性感染）	• 超过 38.5℃后，应及时应用解热镇痛药物，与此同时也要积极查找发热的原因，并针对病因进行治疗
超高热	41℃以上	

四、西医治疗

"药物热"是药物作用于人体的两重性表现，不能因为药物热而不敢用药，延误病情。对 TKI 类药物治疗开始后3～4 天产生的发热，即使有理由怀疑是药物不良反应，也应适当多观察几天。治疗上先以控制症状为主，若能缓解和控制住，说明不是药物热，因而不至于停药而干扰到抗肿瘤治疗的主要目标。

对能确认是 TKI 药物引起的发热，降温的目标主要是降低患者的不适感，而不是仅仅降低体温。在患者出现不适感时，适当使用药物干预，最常用的退热药物是对乙酰氨基酚和布洛芬，两者的安全性和有效性相当。尽管两种药物联合或交替使用在可能降低体温方面比单一疗法更有效，但临床益处甚小，同时会增加药物不良反应的风险，指南中不推荐交替使用或联合使用。

最新的一项 Meta 分析也表明，现有证据不足以支持两种药物联合或交替使用，也不推荐与含有相当成分的复方感冒药合用，因为同样会增加药物过量中毒的风险。同时，降低 TKI 用药剂量是有利选择。在 TKI 药物抗肿瘤治疗仍有必要持续的情况下，可进行多学科会诊评估，确定是否必须停用 TKI 药物。

五、中医治疗

1. 辨证分型

遵从传统的中医理论，结合临床表现，医者认为 TKI 类药物导致的发热归因于阴虚、气虚、气郁、湿郁、血瘀。因虚致病者，根据气血阴阳之偏损，分别予以滋阴、益气法；因实邪内郁发热者，分别予以行气、利湿、活血法。同时注意虚实错杂之证，根据虚实轻重缓急，予以治标或治本为主，或标本兼顾之治，以中药内服及针灸等治法为主要方式。

(1) 气虚发热证

证候：体温时高时低，或低热不退，伴有周身乏力，食少懒言，心悸气短，小便清长，便溏，舌胖嫩有齿痕，脉沉细无力。

治法：补中益气，甘温除热。

方药：补中益气汤加减。

(2) 阴虚发热证

证候： 午后潮热，或夜间发热，低热缠绵不退，不欲近衣，手足心热，烦躁，少寐多梦，盗汗，口干咽燥，舌质红，或有裂纹，苔少甚至无苔，脉细数。

治法： 滋阴清热。

方药： 青蒿鳖甲汤加减。

(3) 血瘀发热证

证候： 午后或夜晚发热，或自觉身体某一部位发热，口干不欲饮，面色晦暗，舌质青紫，或有瘀斑、瘀点，脉涩。

治法： 活血散瘀，清热凉血。

方药： 血府逐瘀汤加减。

(4) 气郁发热证

证候： 低热伴心烦易怒，胸胁胀闷，口苦叹息，舌苔黄，脉弦数。

治法： 疏肝解郁。

方药： 小柴胡汤加减。

(5) 湿郁发热证

证候： 低热，午后热甚，胸闷脘痞，全身重着，不思饮食，渴不欲饮，呕恶，大便稀薄或黏滞不爽，舌苔白腻或黄腻，脉濡数。

治法： 清热利湿。

方药： 三仁汤或蒿芩清胆汤加减。

2. 针灸

采用三棱针点刺，穴取十宣、曲池、合谷，每天治疗 1 次。

采用三棱针点刺大椎，百会穴采用艾条温和灸，其中大椎穴在点刺后拔罐 15 分钟，每天治疗 1 次。

参考文献

[1] Jänne PA, Yang JC, Kim DW, et al. AZD9291 in EGFR inhibitor-resistant non-small-cell lung cancer [J]. N Engl J Med, 2015, 372(18): 1689–1699.

[2] Soria JC, Ohe Y, Vansteenkiste J, et al. Osimertinib in untreated egfr-mutated advanced non-small-cell lung cancer [J]. N Engl J Med, 2018, 378(2): 113–125.

[3] Mok TS, Wu YL, Thongprasert S, et al. Gefitinib or carboplatin paclitaxel in pulmonar y adenocarcinoma [J]. N Engl J Med, 2009, 2361(10): 947–957.

[4] Maemondo M, Inoue A, Kobayashi K, et al. Gefitinib or chemotherapy for non-small-cell lung cancer with mutated EGFR [J]. N Engl J Med, 2010, 362(25): 2380–2388.

[5] R afael R, Enric C, Radj G, et al. Erlotinib versus standard chemotherapy as first-line treatment for European patients with advanced EGFR tation-positive non-small-cell lung cancer (EURTAC): a multicentre, open-label, randomised phase 3 trial [J]. Lancet Oncol, 2012, 13(3): 239–246.

[6] Zhou C, Wu YL, Chen G, et al. Erlotinib versus chemotherapy as first-line treatment for patients with advanced EGFR mutation-positive non-small-cell lung cancer (OPTIMAL, CTONG-0802): a multicentre, open-label, randomised, phase 3 study [J]. Lancet Oncol, 2011, 12(8): 710–711.

[7] 李昀黛，王潇，孙彬栩，等 . 刍议贾英杰教授辨治癌性发热 [J]. 天津中

医药 , 2018, 35(9): 2.

[8] Ma LL, Liu HM, Luo CH, et al. Fever and antipyretic supported by traditional chinese medicine: a multi-pathway regulation [J]. Front Pharmacol, 2021, 12: 583279.

[9] 王兵 , 侯炜 . 癌性发热的中医辨治 [J]. 世界中医药 , 2012, 7(5): 460–462.

[10] 李南 , 彭楚湘 . 针灸治疗发热的临床研究进展 [J]. 中国民族民间医药 , 2010(21): 15–16.

第7章 TKI相关疲乏

一、概述

疲乏又称疲劳，是一种主观不适感觉，但客观上会在同等条件下，失去其完成原来所能从事的正常活动或工作的能力。

癌因性疲乏（cancer-related fatigue，CRF）是一种与癌症或癌症治疗有关的疲乏感或疲惫感，普遍存在于肿瘤患者中，在接受化疗、放疗、骨髓移植、生物反应调节剂治疗的患者中尤其明显。其症状的严重程度与综合治疗手段、剂量密度、剂量强度等相关。NCCN指南指出，在接受治疗的癌症患者中，70%～100%可出现疲乏症状，肿瘤转移患者的癌因性疲乏超过75%。研究表明，TKI类药物抗肿瘤治疗引起的癌因性疲乏发生率为22%～48.4%。在结束治疗后的癌症生存者中，疲乏症状可持续数月或数年，其痛苦甚至超过疼痛或恶心呕吐。持续存在的疲乏症状使患者不能正常地工作、生活、参与各种社会活动，极大地影响了患者的生活质量。

二、发生机制

1. 西医认识

癌因性疲乏的病理生理机制仍未明确。癌症本身的消耗、癌症治疗、癌症合并症（如贫血、感染、营养不良）、药物因素、代谢障碍、心理因素、睡眠障碍、疼痛等因素可能均与 CRF 的发生相关。目前研究的 CRF 可能机制包括 ATP 合成异常、某些炎症因子的释放、异常肌肉代谢物的积聚、神经肌肉功能的变化、迷走神经的传入活化、免疫功能紊乱等。

2. 中医认识

疲乏在中医上归为"虚劳"范畴，气血亏虚为主要病因。张仲景《金匮要略·血痹虚劳病脉证并治》首次提出虚劳病名。《素问·通评虚实论》以"精气夺则虚"指出虚劳的根本。

倦怠乏力、情志抑郁等均符合古之虚劳表现，正气不足是肿瘤发生的内在根本原因，气血阴阳失衡、脏腑功能紊乱是病理基础。国医大师刘尚义认为，正气不足，邪气侵凌乃恶性肿瘤及癌因性疲乏的基本病机。孙红教授认为，脾主肌肉四肢，癌因性疲乏患者多属脾气不足，脾失健运，气血生化不足。郭勇教授指出，癌因性疲乏是患者在接受治疗过程中多种因素作用于机体，导致机体气血、阴阳、脏腑皆损，日渐加重而致机体阴阳失调的一种表现。

三、症状特点和评估方法

1. 症状特点

NCCN 指南描述癌因性疲乏的特点：①程度严重，休息后难以缓解；②持续影响正常活动，生活能力下降；③影响家庭生活、朋友交往，使患者感到手足无措；④使肿瘤治疗计划难以按时执行。

值得注意的是，疲乏常常伴随其他一些症状，如焦虑、抑郁、疼痛等，形成一个证候群。在临床上对肿瘤患者发生疲乏时首先要进行原因和程度的评估。

2. 评估方法

NCCN 指南建议将癌因性疲乏的程度分为轻度、中度、重度，或用 0~10 分表示（图 7-1 和表 7-1）。由患者本人对疲乏程度进行评估：0 分为无疲乏症状，10 分为能够想象到的最严重的疲乏症状。

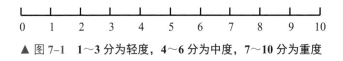

▲ 图 7-1　1~3 分为轻度，4~6 分为中度，7~10 分为重度

表 7-1　癌因性疲乏分级

分　级	休息后	日常活动
轻度（1~3 分）	可能缓解	基本无影响
中度（4~6 分）	不能缓解	影响日常家务活动
重度（7~10 分）	不能缓解	影响自理性和日常家务活动

对疲乏症状的评估，还可借助医学评估量表，如了解患者的疲乏程度，以及疲乏对日常生活的影响。常用的评估量表有单维量表（表 7-2），也有多维量表（表 7-3）。

表 7-2　单维评估量表

筛查 / 评估工具		问题 条目数	评分 范围
简明疲乏量表 （BFI）	问题包括一般活动、心情、行走能力、正常工作、社交关系等	9	0～10
慢性病治疗的功能评估——疲乏量表（FACIT-F）	自我评估疲乏、虚弱、精力是否充沛、日常活动等项目	13	0～4

表 7-3　多维评估量表

筛查 / 评估工具		问题 条目数	评分 范围
癌症疲乏量表 （CFS）	躯体、情感、认知，3个维度	15	1～5
Piper 疲乏修订量表（PFS-R）	行为、情绪、感觉、认知，4 个维度	22	0～10
多维疲乏症状量表（MFSI-SF）	身体、认知、情绪、活动、积极性，5 个维度	20	0～4

四、干预方法

1. 原则

癌症患者发生疲乏的相关因素非常复杂，医师应在充分评估疲乏的程度和影响因素的基础上，制订具体的个体化的干预方案，并根据病情的变化不断调整。首先需评估是否存在明确的诱发因素，如未控制的疼痛、严重贫血、营养不良、腹泻、恶心、呕吐、低钾血症、失眠等，予以纠正诱因。对于无明确诱因的疲乏症状，干预方法包括非药物干预和药物干预。对1~3分的轻度疲乏，主要以非药物干预为主；4分以上的中重度疲乏，建议非药物干预联合药物干预。

2. 非药物干预

合理安排生活，制订规律的作息制度，保证充足的睡眠。对疲乏等疾病及治疗相关问题进行教育，开展心理咨询、放松训练，组成互助小组。饮食营养均衡，避免油腻、辛辣食物，进食充足的新鲜蔬菜、水果等食物，补充蛋白质、不饱和脂肪酸等。适当进行运动，包括骑车、慢走等有氧耐力训练。开展针刺疗法、灸法、耳穴压豆，练习八段锦等。

3. 西医药物干预

对于中重度疲乏，可以根据患者需求及疲乏严重程度，适当考虑应用药物对症治疗。

(1) 中枢兴奋剂：仅对重度疲乏患者有效，代表性药物包括哌甲酯，老年患者使用时应谨慎，因其所需剂量要低于年轻患者。需要注意的是，部分患者服用此药可能会出现头痛、恶心等不良反应。

(2) 抗抑郁药：有研究显示，帕罗西汀在改善癌症相关性疲乏方面具有有效性。

(3) 类固醇皮质激素：如泼尼松及其衍生物、地塞米松等可短期缓解患者疲乏症状，提高患者生活质量，但因其有长期毒性，仅用于癌症终末期患者、合并厌食症者、脑转移或骨转移引起疼痛者。

(4) 营养补充剂：对癌因性疲乏伴营养不良者，左旋肉碱、辅酶 Q_{10} 等也可能有积极作用。

4. 中医治疗

《素问·阴阳应象大论》《灵枢·邪气藏府病形》等多篇提出虚劳的治疗原则，如"虚则补之，实则泻之""损者益之""阴阳形气俱不足，勿取以针，而调以甘药""形不足者温之以气，精不足者补之以味""肝虚、肾虚、脾虚皆令人体重烦冤"等。强调虚劳的发生主要与肝、脾、肾三脏有关，用药以甘温补脾胃之品。肿瘤患者在治疗前、中、后的各个阶段都可以出现疲乏的症状，治疗上可以根据患者的不同兼证进行辨证，分清证型施以治疗。

(1) 气血两虚证

证候：面色苍白或萎黄，头晕目眩，四肢倦怠，气短懒言，心悸怔忡，饮食减少，舌淡苔薄白，脉细弱或虚大无力。

治法：益气养血。

方药：①十全大补汤（《太平惠民和剂局方》），选用人参、肉桂、川芎、地黄、茯苓、白术、甘草、黄芪、当归、白芍，以温补气血为主；②八珍汤，选用人参、白术、茯苓、当归、川芎、白芍、熟地黄、甘草，以平补气血为主。

(2) 脾肺气虚，营血不足证

证候：疲乏无力，惊悸健忘，汗多，食少无味，身倦肌瘦，色枯气短，夜寐不定。

治法：益气补血，养心安神。

方药：人参养荣汤(《太平惠民和剂局方》)，选用人参、炒白术、茯苓、炙黄芪、熟地黄、当归、陈皮、白芍、肉桂、炙甘草、生姜、大枣。

(3) 肾精不足证

证候：疲乏无力，腰膝酸软，形体消瘦，两目昏花。

治法：滋阴填精，益气壮阳。

方药：龟鹿二仙胶汤，选用龟板、鹿角、人参、枸杞。

(4) 脾胃虚弱证

证候：疲乏无力，食少便溏，气短咳嗽，肢倦乏力。

治法：补脾胃，益肺气。

方药：参苓白术散，选用白扁豆、白术、茯苓、甘草、桔梗、莲子、人参、砂仁、山药、薏苡仁。

参考文献

[1] Ahlberg K, Ekman T, Gaston-Johansson F, et al. Assessment and management of cancer-related fatigue in adult [J]. Lancet, 2003, 362(9384): 640–650.

[2] Collins JJ, Devine TD, Dick GS, et al. The measurement of symptoms

in young children with cancer: the validation of the Memorial Symptom Assessment Scale in children aged 7–12 [J]. J Pain Symptom Manage, 2002, 23(1): 10–16.

[3] Wagner LI, Cella D. Fatigue and cancer: causes prevalence and treatment approaches [J]. Br J Cancer, 2004, 91(5): 822–828.

[4] Erin M. Bertino1, Ryan D. Gentzler, Sarah Clifford, et al. Phase IB study of osimertinib in combination with navitoclax in EGFR-mutant NSCLC following resistance to initial EGFR therapy (ETCTN 9903) [J]. Clin Cancer Res, 2021, 27(6): 1604–1611.

[5] Natasha B. L, Nina K, Kazuhiko N, et al. Patient-reported outcomes from FLAURA: Osimertinib versus erlotinib or gefitinib in patients with EGFR mutated advanced non-small-cell lung cancer [J]. European Journal of Cancer, 2020, 125: 49–57.

[6] Chen Y, Cheng F, Shang G, et al. The efficacy of pyrotinib-based therapy in lapatinib-resistant metastatic HER2–positive breast cancer [J]. Ann Palliat Med, 2022, 11(1): 332–338.

[7] Nail LM, Jones LS. Fatigue as a side effect of cancer treatment: Impact on quality of life [J]. Qual Life Nurs Challenge, 1995, 4: 8–13.

[8] Ferrell BR, Grant M, Dean GE, et al. Bone tired: The experience of fatigue and its impact on quality of life [J]. Oncol Nurs Forum, 1996, 23: 1539–1547.

[9] 任晖, 王建明, 马双莲, 等. 癌因性疲乏 [J]. 肿瘤防治研究, 2001, 28(5): 409–411.

[10] 王琦, 李峻岭. 癌因性疲乏的相关因素及发生机制 [J]. 癌症进展, 2011, 9(1): 85–88.

[11] Gutstein HB. The biologic basis of fatigue [J]. Cancer, 2001, 92(suppl 1): 1678–1683.

[12] Morrow GR, Andrews PLR, Hickok JT, et al. Fatigue associated with cancer and its treatment [J]. Support Care Cancer, 2002, 10: 389–398.

[13] 李娟, 杨柱, 龙奉玺, 等. 国医大师刘尚义治疗癌性疲乏用药数据挖掘 [J]. 辽宁中医杂志, 2018, 45(4): 703–706.

[14] 冯烨, 王薇, 张燕, 等. 人参养荣汤改善化疗患者疲乏 70 例随机对照研究 [J]. 中国中医基础医学杂志, 2014, 20(6): 798–800.

[15] 张倍源，郭勇．辨治肺癌相关性疲乏经验介绍 [J]．新中医，2022，54(4): 130–132.

[16] 李萍萍．肿瘤常见症状中西医处理手册 [M]．北京：中国中医药出版社，2015.

[17] 陈亚栋，刘译鸿，常雪松，等．针灸及其相关疗法治疗癌因性疲乏的现状与思考 [J]．中医药导报，2021，27(2): 44–48.

[18] 邵娟，吴颖．耳掀针对改善肺癌化疗病人癌因性疲乏的效果观察 [J]．护理研究，2018，32(1): 147–150.

[19] 黄欢，吁佳，杨菊莲，等．八段锦联合耳穴压豆及穴位贴敷对胃癌化疗患者癌因性疲乏及化疗不良反应的影响 [J]．医疗装备，2021，34(21): 153–154.

[20] Jee JY, Kim EH, Yoon J-H, et al. Traditional herbal medicine, sipjeondaebo-tang, for cancer-related fatigue: a randomized, placebo-controlled, preliminary study [J]. Integrative Cancer Therapies, 2021, 20: 1–9.

[21] Xu YC, Wang XS, Chen YZ, et al. A phase Ⅱ randomized controlled trial of renshen yangrong tang herbal extract granules for fatigue reduction in cancer survivors [J]. J Pain Symptom Manage, 2020, 59(5): 966–973.

[22] 刘秀平，李新，陈晓静，等．八珍汤联合穴位贴敷治疗癌因性疲乏的临床研究 [J]．中国肿瘤临床与康复，2022，29(3): 328–332.

[23] 卢丽莎，李玉龙，华杭菊，等．龟鹿二仙胶汤治疗阴阳两虚型中晚期大肠癌癌因性疲乏 33 例 [J]．福建中医药，2021，52(10): 3–5.

[24] 张慧．参苓白术散加减治疗癌因性疲乏脾胃虚弱证的疗效观察 [J]．中国冶金工业医学杂志，2021，38(2): 245.

第 8 章 TKI 相关蛋白尿

　　常用酪氨酸激酶抑制剂类药物的作用靶点包括有EGFR、VEGFR、PDGFR、FGFR、BRAF 等。以血管内皮生长因子受体为靶点的 TKI 类药物所致肾脏损害主要表现为蛋白尿，临床上多呈无症状性、可逆性。TKI 治疗前应注意询问患者既往是否有因治疗或基础疾病引起蛋白尿的病史，通过尿液分析，血压测量及血清肌酐、血清尿素氮等检验评估患者肾功能情况。当出现不良反应后，应积极采取治疗措施，建议多学科诊疗模式（MDT）治疗，目的是保护肾脏功能，提高生活质量，在可耐受的情况下发挥TKI 类药物的最大疗效。现代医学对其发生机制认为，可能与肾小球内皮细胞损伤致高通透性有关。TKI 相关蛋白尿属中医"尿浊、精气下泄、虚劳"范畴，病机多与脾气不升、肾气不固有关，治疗上多以健脾补肾、扶正摄精为主，然后根据临床症状辨证分型，再以温阳、活血、养阴、清热、利湿之品。

一、发生率

　　靶向作用于 VEGFR 的 TKI 类药物，包括瑞戈非尼、索拉非尼、阿帕替尼、呋喹替尼等，都可发生蛋白尿甚至严重蛋白尿。瑞戈非尼是一种口服多激酶抑制剂，广泛应用于转移性结直肠癌。瑞戈非尼致蛋白尿的发生率为 7%，其中 3～4 级蛋白尿的发生率为 1.4%。阿帕替尼选择性地抑制 VEGFR-2，阻断 VEGF 结合下游的信号通路。Meta 分析显示，阿帕替尼致所有等级蛋白尿的发生率为 45.1%，3～4 蛋白尿的发生率约为 3.7%。索拉非尼是抑制肿瘤血管生成和细胞增殖的多激酶抑制剂。临床研究报道，索拉非尼治疗导致所有等级蛋白尿的发生率为 11.6%，3～4 级蛋白尿的发生率约为 0.9%。呋喹替尼是喹唑啉类小分子血管生成抑制剂，主要作用靶点是 VEGFR-1、VEGFR-2、VEGFR-3。在一项有关呋喹替尼临床试验中报道，呋喹替尼治疗组有 42.1% 的患者出现蛋白尿，3.2% 的患者发生 3～4 级蛋白尿。

二、发生机制

1. 西医认识

以 VEGFR 为靶点的靶向药物治疗所致肾脏损害主要表现为蛋白尿，临床上多呈无症状性、可逆性。肾小球足细胞表达 VEGFR 是维持肾小球内皮细胞正常结构和功能所必需的，应用 VEGFR 抑制剂可致肾小球毛细血管内皮失窗孔化、内皮水肿和脱离，使肾小球滤过通透性增高，滤液中蛋白质含量增加，超过肾小管重吸收能力，最终形成蛋白尿。

TKI 治疗可使 VEGF 与肾小球内皮细胞和足细胞 VEGFR-2 结合，并抑制下游信号，使足细胞中 c-mip 过表达，改变细胞骨架，从而发生肾病综合征。TKI 治疗抑制下游通路 RAF/MAPK/ERK 与肾小管间质损伤密切相关。足细胞 VEGF 表达下调，使肾小球内皮细胞损伤，肾小球滤过膜通透性进一步增加，肾小球滤液中蛋白质超出了肾小管的重吸收能力，最终引起蛋白尿。此外，蛋白尿可能是系统性和肾小球性高血压的结果。

TKI 类药物是否会导致蛋白尿，与患者的用药剂量、用药疗程、肿瘤类型、是否合并使用肾毒性药物、是否具有肾脏相关基础性疾病等多种因素相关。

2. 中医认识

蛋白尿在中医古籍中虽无相应记载，但追溯古籍，有"精""津""液""膏"等论述。由 TKI 类药物导致的蛋白尿多属中医"尿浊、膏淋、精气下泄、虚劳"范畴。蛋白质在中医属于"精、血"范畴。《素问·金匮真言论》曰"夫精者，身之本也"，故宜藏不宜泄。《素问·六节藏象论》曰"肾者，主蛰，封藏之本，精之处也"，故当肾气不固，封藏失职，则精气外泄。《素问·经脉别论》曰"饮入于胃，游溢精气，上输于脾，脾气散精"，故脾主运化，脾气不升，摄精无力，则精微下泄。肿瘤患者多"本虚"，当 TKI 类药物进入机体，中伤及脾，下注伤肾，导致升降开阖失常，当藏不藏，当升不升，精微不摄而漏出，形成蛋白尿。

因此，当代医家多认为 TKI 类药物致蛋白尿的病机多与脾气不统、肾气不固有关。

三、分级标准

TKI 相关蛋白尿分级见表 8-1。

表 8-1　**TKI 相关蛋白尿分级**

分　级	蛋白尿	防治建议
1 级（轻度）	尿蛋白定性（1+） 尿蛋白定量<1.0g/24h	注意观察，无须特别治疗
2 级（中度）	尿蛋白定性（2+，3+） 尿蛋白定量 1.0～3.5g/24h	药物支持干预，动态监测 24h 尿常规和 24h 尿蛋白定量
3 级（重度）	尿蛋白定性（4+） 尿蛋白定量≥3.5g/24h	暂停 TKI 类药物；请肾脏内科专科医师会诊；进行药物干预。蛋白尿恢复至≤2 级后，可减少剂量服用；如果 2 次减量后仍然发生 3 级蛋白尿，则应永久终止治疗

若尿常规显示蛋白尿大于 1+，可进一步进行 24h 尿蛋白定量检查；若尿蛋白<2.0g/24h，可按原剂量继续用药；若尿蛋白含量≥2.0g/24h，建议暂停用药，复查肌酐清除率及 24h 尿蛋白定量，直至尿蛋白<2.0g/24h 后，建议减少

剂量恢复使用；若2次减量后仍出现3级蛋白尿，建议停止治疗。一旦出现肾病综合征，建议永久停用靶向药物。

四、药物支持治疗

对TKI类药物诱发的蛋白尿，临床上以病因治疗为主，目前尚无明确的特异性治疗方法。RAAS阻滞剂（如ACEI、ARB）可以通过降低肾小球内压的方式减少蛋白尿，对肾小球滤过膜存在一定程度的保护作用，并有助于降低心脏不良事件发生率，尤其对于合并有高血压者推荐使用。此外，治疗药物包括肾上腺糖皮质激素、免疫抑制剂等，但均有一定不良反应。

五、中医治疗

遵从传统的中医理论，结合使用TKI后出现蛋白尿的临床表现，医者认为TKI相关蛋白尿多因脾气不升，肾气不固，精气下泄，蛋白质精微失守，因此以"健脾补肾，扶正摄精"为基本治疗原则。常见证型包括脾气亏虚、肾阳不足、气阴两虚、湿热内蕴，日久可致瘀血内阻。临床上，不同证型可兼杂出现。

1.脾气亏虚证

证候： 浮肿或下肢肿胀、面色㿠白，倦怠乏力，纳呆便溏，胃脘痞闷，舌淡苔白腻，脉濡缓。

治法：健脾益气，渗湿止泻。

方药： 参苓白术散加减。畏寒肢冷，兼有脾阳虚者，可加附子、干姜等；气虚明显，气虚下陷者，可加柴胡、升麻，助参芪以升阳举陷。

中成药： 人参健脾片、尿毒清颗粒。

2. 肾阳不足证

证候： 畏寒肢冷，面色㿠白，腰膝酸软，下肢浮肿，小便清长，舌体胖大，脉沉细或细数。

治法： 温肾助阳，利水消肿。

方药： 济生肾气汤加减。小便清长，量多明显者，可加菟丝子、补骨脂，以温固下元；兼有阳虚，失于温煦，导致瘀血内阻者，可重用附子，再加三七、丹参以化瘀。

中成药： 金匮肾气丸、右归丸。

3. 气阴两虚证

证候： 浮肿，神疲乏力，心慌气短，腰膝酸软，五心烦热，口干，潮热盗汗，舌淡红，脉细数或沉细。

治法： 益气养阴，清心去浊。

方药： 清心莲子饮加减。水肿明显者，可加茯苓、泽泻、玉米须、猪苓，以利水消肿；肾气不足明显者，可加芡实、金樱子、桑螵蛸、五倍子，以固肾涩精。

中成药： 百令胶囊、金水宝片。

4. 湿热瘀阻证

证候： 下肢浮肿明显，口干，口苦，小便黄赤，淋漓不畅，大便秘结，舌红苔白腻或黄腻，脉滑数。

治法：清利湿热，利水通淋。

方药：八正散加减。血瘀明显者，可加延胡索、益母草、红花等，以增加肾脏血流量，改善微循环；尿中有脓细胞者，可加败酱草、白花蛇舌草；兼有血尿者，可加旱莲草、大蓟、小蓟。

中成药：黄葵胶囊、雷公藤多苷片。

六、预防与生活护理

目前尚无药物用于预防 TKI 相关蛋白尿。更应重视用药前的评估和用药后的监测工作，治疗过程中应根据肾功能指标水平随时调整用药，尽可能避免导致和加重肾损伤的各种危险因素，以保证抗肿瘤治疗的连续性。

1. 心理及生活护理。介绍与蛋白尿相关的医学知识，使患者了解以便于配合治疗。出现蛋白尿者注意休息，保持心情愉快，避免受凉或感染，避免同时应用链霉素、庆大霉素等肾毒性药物。

2. 定时监测血压情况，维持血压稳定。

3. 饮食护理。适量饮水、低盐、低糖、低脂饮食，以减轻肾脏的负担。饮食中蛋白质供给量根据肾功能状况而定。在肾功能情况尚可时应适当增加蛋白质摄入，从而保证充足热量供给，改善机体抵抗力。若肾功能过分受损，则要低蛋白饮食，保证牛奶、瘦肉等优质蛋白。

4. 定期进行尿蛋白的检查。建议 TKI 类药物治疗开始前、治疗过程中定期检查尿常规，最初 2 个月内，每 2 周检查 1 次尿常规和（或）24h 尿蛋白定量，之后每 4 周检查 1 次，发生蛋白尿时要及时就医。

参考文献

[1] Estrada CC, Maldonado A, Mallipattu SK. Therapeutic inhibition of vegf signaling and associated nephrotoxicities [J]. J Am Soc Nephrol, 2019, 30(2): 187–200.

[2] Liu B, Ding F, Liu Y, et al. Incidence and risk of hypertension associated with vascular endothelial growth factor receptor tyrosine kinase inhibitors in cancer patients: a comprehensive network meta-analysis of 72 randomized controlled trials involving 30013 patients [J]. Oncotarget, 2016, 7(41): 67661–67673.

[3] Peng L, Ye X, Hong Y, et al. Treatment-related toxicities of apatinib in solid tumors: a meta-analysis [J]. Oncotarget, 2018, 9(63): 32262–32270.

[4] Abdel-Rahman O, Lamarca A. Development of sorafenib-related side effects in patients diagnosed with advanced hepatocellular carcinoma treated with sorafenib: a systematic-review and meta-analysis of the impact on survival [J]. Expert Rev Gastroenterol Hepatol, 2017, 11(1): 75–83.

[5] Li J, Qin S, Xu RH, et al. Effect of fruquintinib vs placebo on overall survival in patients with previously treated metastatic colorectal cancer: the FRESCO randomized clinical trial [J]. JAMA, 2018, 319(24): 2486–2496.

[6] Zhu Y. PRMT1 mediates podocyte injury and glomerular fibrosis through phosphorylation of ERK pathway [J]. Biochem Biophys Res Commun, 2018, 495(1): 828–838.

[7] 陈玲, 马红珍. 马红珍教授辨证论治蛋白尿之浅析 [J]. 黑龙江中医药, 2016, 45(4): 29–30.

[8] Izzedine H, Escudier B, Lhomme C, et al. Kidney diseases associated with anti-vascular endothelial growth factor(VEGF): an 8–year observational study at a single center [J]. Medicine (Baltimore) , 2014, 93(24): 333–339.

[9] 陈玲 , 黄挺 . 黄挺教授辨证治疗舒尼替尼相关蛋白尿的经验 [J]. 浙江中医药大学学报 , 2018, 42(5): 377–379.